MÉDECINE

ET

CHIRURGIE PRATIQUES

NOTE DES ÉDITEURS

Pour compléter dans un but d'utilisation pratique et d'information rapide les grands traités et les Manuels classiques qui répondent aux besoins généraux des médecins et des étudiants, nous nous proposons de publier, dans cette série de petits volumes, les monographies médicales qui — dans le domaine de la thérapeutique et de la clinique — naissent au jour le jour selon les besoins de l'actualité.

Limités à un objet restreint, — chacun étant consacré à une question spéciale, — paraissant assez rapidement pour permettre de saisir au moment voulu tel problème précis soulevé par les progrès de la technique médicale, — ces ouvrages seront présentés sous des rubriques systématiques qui en permettront le classement.

Ces volumes paraîtront successivement sans être enfermés dans un cadre rigide. Le lien qui fera leur unité sera surtout leur double intention d'ACTUALITÉ et d'UTILITÉ.

T.S.V.P.

SYPHILIS, PALUDISME
AMIBIASE

Paul RAVAUT

Médecin de l'Hôpital Saint-Louis

SYPHILIS, PALUDISME AMIBIASE

LE TRAITEMENT D'ATTAQUE
ET LES TRAITEMENTS SECONDAIRES
(PRÉVENTIF, ABORTIF ET D'ENTRETIEN)

PRÉFACE DU PROFESSEUR FERNAND WIDAL

Deuxième édition refondue.

MASSON ET Cᵗᵉ, ÉDITEURS
LIBRAIRES DE L'ACADÉMIE DE MÉDECINE
120, BOULEVARD SAINT-GERMAIN, PARIS
1922

PRÉFACE

Dans ce petit livre est exposée la manière de traiter
trois des maladies qui comptent parmi les plus grands
fléaux dont l'humanité ait à souffrir : la syphilis, le
paludisme et l'amibiase. A le lire, on pourra mesurer
l'étendue des progrès qui s'accomplissent continuel-
lement dans l'art de guérir et on pourra juger de la
puissance d'action dont dispose le médecin qui sait
manier certains médicaments.

Au cours des siècles derniers, l'empirisme nous
avait dotés contre chacune de ces maladies d'un spécifique si précieux qu'il n'est plus sorti de la pratique :
le mercure, la quinine et l'ipéca dont on tire l'émétine.

Ces trois affections ainsi privilégiées, alors que
tant de maladies infectieuses attendent toujours leur
médication spécifique, ont entre elles un lien com-
mun. Leurs parasites pathogènes, le spirochète de
la syphilis aussi bien que l'hématozoaire du paludisme ou celui de la dysenterie, semblent, en effet,
appartenir à la même famille, celle des protozoaires ;
là est la raison de leur si grande sensibilité à l'action médicamenteuse. Contre les infections micro-
biennes, nous ne tenons pas encore de médicaments
aussi puissants ; le protoplasme des bactéries, en
raison, sans doute, de son équilibre physico-chimique

plus stable, a moins d'affinité que celui des protozoaires pour les substances qui diffusent dans les
humeurs.

Le traitement de la syphilis, du paludisme et de
l'amibiase, dont nous devons la connaissance au
hasard, s'est perfectionné à la suite de la découverte
des parasites qui les produisent. La recherche du
spirochète, de l'hématozoaire, de l'amibe faite avant
et après les cures et, d'autre part, l'étude chez les
syphilitiques des modifications présentées par la réaction de Bordet-Wassermann et par la lymphocytose
rachidienne ont permis de juger avec plus de précision les effets produits, et par là même de régler plus
systématiquement les indications thérapeutiques.

L'observation ainsi conduite a montré que les trois
maladies demandent à être combattues suivant la
même tactique. La lutte à mener contre elles com-
prend deux temps bien distincts. Une cure d'attaque
ou de blanchiment doit être le premier acte thérapeutique ; des cures d'entretien en sont le complément
nécessaire.

On voit par là les motifs qui ont conduit M. Ravaut
à présenter une étude d'ensemble sur le traitement
des trois maladies. Nul plus que lui, en raison de
ses travaux antérieurs, n'était qualifié pour une telle
entreprise.

Il est un de ceux qui ont sans cesse soutenu que
chez les syphilitiques le devoir du médecin est de
pousser aussi énergiquement que possible la cure de
blanchiment, mais que, si l'on veut donner à ses
malades toutes les garanties pour l'avenir, il faut,
comme par le passé, reprendre systématiquement le
traitement à des intervalles espacés.

On sait la fortune qu'a connue, en ces dernières années, le traitement arsenical appliqué à la syphilis. M. Armand Gautier a le premier montré que l'arsenic, employé à doses élevées sous forme de composés organiques tels que les cacodylates, avait une action remarquable sur les manifestations de la vérole. Plus tard, Ehrlich a mis en évidence la merveilleuse action de l'arsénobenzol, composé arsenical organique de la série aromatique, contre les accidents qui marquent le début de la syphilis. Ce médicament, agent de blanchiment par excellence, est resté le remède indispensable dans le traitement initial de la syphilis, mais il ne réalise pas à coup sûr la stérilisation de l'organisme, comme on l'avait cru au début de sa découverte. Ses bienfaits ne doivent pas faire oublier ceux du mercure. M. Ravaut est précisément encore parmi ceux qui se sont attachés à faire ressortir qu'à l'heure actuelle la poursuite à fond du traitement antisyphilitique doit être menée par des cures mixtes basées sur l'emploi alternatif des deux médicaments.

C'est lui, d'autre part, qui, dès la seconde année de la guerre, a révélé dans les régions du Nord la présence de la dysenterie amibienne qui, importée par des troupes coloniales, se propageait chez des soldats n'ayant jamais quitté la France. Il s'est efforcé de montrer que, réduits au silence par l'émétine, les parasites n'en persistaient pas moins très souvent sous des formes résistantes ; de là la nécessité d'injections par séries déjà proposées par M. Chauffard et même l'obligation de cures d'entretien systématiquement et fréquemment répétées.

Enfin, lorsque, du fait de ses fonctions militaires,

M. Ravaut eut été amené à surveiller dans une de nos régions du Midi les paludéens hospitalisés depuis de longs mois après leur retour de Macédoine, c'est lui encore qui a fait connaître les bons résultats que l'on peut observer à la suite de l'administration méthodique et disciplinée de la quinine chez ces sujets jusque-là considérés comme perdus pour l'armée. On ne peut s'attendre à obtenir dans ces conditions les résultats immédiats que réalise souvent, comme l'a montré M. Abrami, la quinisation intensive appliquée au paludisme primaire; mais, pour être moins rapides et moins radicaux, les effets n'en sont pas moins très précieux. M. Ravaut a fait ainsi justice des idées erronées qui commençaient à courir sur l'inefficacité du médicament chez ces rapatriés de Macédoine. Cette inefficacité provenait en partie du fait que beaucoup de malades, par supercherie, ne prenaient pas le médicament. D'autre part, lorsqu'ils le prenaient, la quinisation n'avait pas été prolongée à dose suffisante, durant les périodes apyrétiques, suivant la méthode préconisée par M. Laveran.

L'action antiparasitaire de l'arsenic n'est pas limitée aux spirilles ; elle s'exerce encore sur divers protozoaires. Aussi, M. Ravaut s'est-il fait l'ardent défenseur de la cure mixte éméto-arsenicale dans l'amibiase et de la cure quino-arsenicale dans le paludisme ; l'emploi combiné des deux médicaments renforce, en effet, leur action thérapeutique.

Celui qui a écrit les pages qui suivent n'est pas seulement un savant ayant largement contribué, comme on vient de le voir, au progrès des sujets qu'il a pris à tâche d'exposer, c'est un praticien qui fait profiter ses lecteurs de l'expérience que lui a donnée la longue observation de trois maladies qui, depuis le début de la guerre, ont cruellement frappé notre armée sur le front d'Occident et sur le front de Macédoine.

Il ne s'est pas borné à l'exposé des principes et, sachant qu'un médicament, aussi bon soit-il, ne vaut que par la façon dont il est manié, il a réuni dans leurs détails tous les renseignements intéressant les indications, la posologie et l'instrumentation. Il s'est efforcé de codifier, de façon brève, claire et précise, les règles qui doivent servir à diriger les traitements ; il en a fait des manières de commandements. Les médecins qui, appelés à soigner des syphilitiques, des paludéens ou des dysentériques, prendront ce livre pour guide, auront les moyens d'assurer à leurs malades tous les bénéfices que l'on peut tirer des médicaments les plus efficaces que la thérapeutique ait mis entre nos mains.

FERNAND WIDAL,
Professeur de Clinique médicale
de la Faculté de médecine de Paris.

SYPHILIS — PALUDISME
AMIBIASE

INTRODUCTION

Si nous avons réuni dans un même opuscule quelques notions
sur le traitement de la syphilis, du paludisme et de l'amibiase, ce n'est pas seulement parce que, depuis la guerre,
ces affections méritent, par leur fréquence, d'attirer spécialement notre attention, mais aussi parce que les caractères
communs de leur parasitisme et de leur évolution clinique
nous ont imposé un mode de traitement répondant aux
mêmes nécessités. Aussi, la connaissance précise de
certains faits spéciaux à l'une d'elles peut guider le médecin
dans l'étude des autres, l'obliger à s'inspirer d'idées générales et à mieux comprendre ainsi les buts qu'il doit poursuivre dans la direction du traitement.

Leurs parasites sont des protozoaires. En ce qui concerne
l'hématozoaire et l'amibe, la question n'a jamais été
discutée ; de nombreux auteurs considèrent comme tel
le *Spirochæta pallida*. Sans discuter cette interprétation,
il nous paraît beaucoup plus pratique de montrer comment
tous trois se comportent chez l'homme.

Dès leur inoculation, ils pénètrent dans l'organisme,
s'y répandent en empruntant les voies lymphatique et

sanguine, comme la syphilis, le paludisme et quelquefois l'amibiase, puis se fixent dans différents organes : ils s'y maintiennent autant qu'ils le peuvent, parfois indéfiniment. Chacun d'eux a ses repaires de prédilection, dans lesquels il s'installe ; les réactions organiques et le traitement doivent d'abord arrêter sa dissémination dans l'organisme, le réduire au silence dans chacun des repaires qu'il a choisis, puis enfin le tuer sur place. Si ces buts ne sont pas atteints, à la moindre occasion favorable, il s'échappe, se reproduit rapidement et démontre sa vitalité par de multiples manifestations cliniques. Ces évolutions sont maintenant bien connues.

Dans la syphilis, avant même qu'il n'ait formé son chancre, le Spirochète a déjà progressé par la voie lymphatique, s'est répandu par le sang dans tout l'organisme et a atteint déjà les organes qu'il affectionne spécialement : ganglions, système nerveux, glandes génitales, etc...

De même, l'Hématozoaire envahit dès le début la circulation sanguine, puis demeure silencieux dans la rate, la moelle osseuse et d'autres organes ; il en ressort de temps en temps pour se multiplier rapidement, se répandre à nouveau dans le sang et provoquer l'accès.

De même enfin, l'Amibe reste enfouie dans la paroi intestinale et en sort de temps en temps pour produire la crise dysentérique ou se développer dans le foie et souvent dans d'autres organes comme le cerveau, les poumons, les glandes surrénales, etc. Il est vraisemblable d'admettre que, comme les précédents, elle emprunte la voie sanguine pour atteindre ces différents viscères.

Si dès le début de l'infection le parasite n'est pas détruit, il s'implante dans les tissus. Dans les cas heureux, il peut disparaître d'autant plus vite que le traitement est plus précoce et plus actif ; d'autres fois, son existence est aussi longue que celle du malade. Chez l'un, il ne se révèle par aucun symptôme clinique ; chez un autre, il peut signifier sa présence par des manifestations plus ou moins fréquentes.

Aussi ne faut-il pas confondre les périodes silencieuses de ces maladies avec leur guérison et cesser le traitement dès que les manifestations cliniques se sont effacées. Trop souvent le médecin ne voit la maladie que par ses manifestations extérieures et tapageuses, alors que les localisations profondes, par leur silence, sont méconnues ou négligées. Ce sont ces dernières qu'il faut surtout s'efforcer d'atteindre, car elles représentent des abris bien protégés au sein desquels la graine conserve parfois indéfiniment sa vitalité ; c'est là que s'élaboreront les récidives et de là partiront les éléments nécessaires pour les essaimer.

L'étude clinique montre que ces maladies revêtent aussi la même allure : elles sont essentiellement chroniques, sujettes de temps en temps à des poussées aiguës. Pendant de longues années les parasites peuvent ne donner lieu à aucun symptôme extérieur appréciable cliniquement et révéler tout à coup leur présence par la production d'un accident que rien ne faisait prévoir. Aussi, cette évolution si spéciale déroute-t-elle les prévisions et rend-elle si hasardeuse l'estimation exacte du moment de la guérison. C'est un terme qu'il ne faut prononcer, chez ces malades, qu'avec beaucoup de circonspection, si l'on redoute un démenti. Cependant, si la clinique seule est souvent incapable de révéler ces foyers latents, de plus en plus nous voyons l'utilité des procédés de laboratoire pour les dépister et nous permettre d'en suivre l'évolution.

Mieux encore que les faits précédents, les considérations thérapeutiques permettent de rapprocher ces trois maladies, car les indications et la réalisation du traitement sont absolument comparables. Si les agents pathogènes sont bien connus, en revanche aucun d'eux n'a été cultivé : aussi toute tentative sérothérapique a-t-elle été jusqu'alors impossible. C'est par l'empirisme que l'on a pu trouver des agents médicamenteux extrêmement actifs, spécifiques même, comme le mercure, la quinine ou l'émétine. Plus récemment, les recherches de A. Gautier, Mouneyrat et Ehrlich nous dotaient de dérivés arsenicaux, à base organique, permettant sans danger l'introduction dans l'économie de hautes doses d'arsenic ; ces corps ont une action très efficace et même spécifique contre ces trois parasites : nous verrons à propos de chacun d'eux comment ils peuvent être utilement employés. L'association de l'arsenic au mercure, à la quinine, à l'émétine, permet d'instituer des traitements mixtes qui en augmentent considérablement l'action et la tolérance ; ainsi se trouve rompue à chaque instant l'accoutumance que le parasite pourrait manifester à l'égard de l'un ou l'autre des médicaments.

Les notions précédemment esquissées sur la biologie assez comparable de ces parasites nous montrent le sens dans lequel doit être dirigée l'action thérapeutique. Il est évident que si ces médicaments étaient uniquement parasitotropes, il serait possible d'obtenir, par l'emploi de doses suffisantes, la stérilisation de la maladie : c'est le but qu'avait cru pouvoir atteindre Ehrlich en créant la « *therapia sterilisans magna* » au moyen des sels arsenicaux. Malheureusement, les faits vinrent démontrer que ce qui était réalisable chez l'animal ne l'était pas toujours chez l'homme ; mais ces travaux eurent l'avantage de nous faire pénétrer plus avant dans la parasitologie et la thérapeutique de la syphilis. Ainsi furent mis en évidence certains faits bien précisés maintenant, susceptibles de s'appliquer également au traitement du paludisme et de l'amibiase. Ils nous montrèrent surtout l'importance de la précocité du traitement : dans la syphilis, par exemple, aux premiers stades du chancre, il est parfois possible, par un traitement relativement court, d'enrayer l'évolution de la maladie et de la faire avorter. Attaqué à une période plus tardive, le parasite est d'autant plus résistant que l'infection est plus ancienne. Le spirochète a alors envahi et pénétré les tissus ; la dose médicamenteuse qui serait nécessaire pour le tuer altère en même temps l'élément cellulaire. L'on vise le microbe et l'on tue la cellule, avait dit Gaucher, au moment où Ehrlich préconisait les doses massives dans l'espoir de stériliser l'organisme.

Au prix de quelques existences, l'expérience montra que cette conception théorique était désastreuse dans la pratique, mais, par la séduction qu'elle exerça dès qu'elle fut lancée, elle introduisit d'emblée dans la thérapeutique cette nouvelle série de corps arsenicaux. C'est alors que, devant l'impossibilité d'atteindre uniquement le parasite et de le tuer rapidement par des doses élevées, l'on changea complètement de tactique sous l'influence, principalement, des travaux de l'école française. Les doses furent réglées d'après la tolérance de l'organisme : faibles au début, pour tâter le terrain, elles furent progressivement augmentées jusqu'aux limites de la tolérance cellulaire. Puis, s'inspirant de la pratique du traitement mercuriel, l'on reconnut qu'il était nécessaire de répéter ces injections sous forme de cures méthodiquement répétées aussi longtemps que les signes cliniques ou biologiques démontraient la persistance du parasite.

Il ne s'agit donc plus de le détruire très rapidement, mais de le réduire et de l'user progressivement. Dans cette lutte, l'association de deux médicaments actifs n'a que des avantages ; ainsi prit naissance le traitement mixte arsenico-mercuriel.

De même, dans le paludisme, les recherches de M. Abrami, en Macédoine, ont montré qu'il était possible d'en obtenir la stérilisation par un traitement intensif institué dans les huit ou dix premiers jours de l'infection. Ce stade passé, la maladie devient chronique et une longue expérience a montré que la quinisation systématiquement ordonnée, même pendant les périodes apyrétiques, d'après la méthode de Laveran, représentait le mode de traitement le plus sûr. Comme dans la syphilis, la thérapeutique ne doit pas être seulement curative, mais surtout préventive à l'égard des rechutes.

L'étude de l'amibiase montre des faits absolument comparables. Nous connaissons la bénignité de certaines formes traitées dès l'apparition des premiers symptômes, alors qu'au contraire, celles qui sont devenues chroniques sont beaucoup plus résistantes et ne cèdent qu'à des cures systématiquement répétées et bien réglées. C'est dans ce but qu'avant la guerre, M. Chauffard avait préconisé l'usage des injections d'émétine par séries pour prévenir les rechutes. Depuis, nous n'avons cessé d'insister sur l'importance de cette règle ; nous avons proposé l'emploi systématique de cures mixtes émétino-arsenicales, soit par injections, soit par la voie buccale.

Depuis la guerre, ces trois maladies sont beaucoup plus fréquentes en France, et souvent, par suite d'une conception défectueuse de leur évolution, elles sont mal soignées. L'importance capitale du traitement initial n'est pas toujours bien comprise ; on se contente trop souvent de faire disparaître rapidement le principal symptôme, sans se soucier de continuer plus longtemps le traitement, alors qu'à ce moment il eût suffi de prolonger la durée du traitement pour obtenir un résultat susceptible de modifier toute l'évolution ultérieure de la maladie.

Cette règle de conduite est d'autant plus facile à mettre en pratique que, dès leur premier stade, ces trois maladies peuvent être reconnues et traitées sans perte de temps. En effet, le microscope donne la certitude du diagnostic, dès l'apparition du premier signe clinique : c'est dans le chancre que le *Spirochæla pallida* se retrouve le plus sûrement ; de même, le sang des paludéens récemment infectés est très riche en hématozoaires ; de même enfin, les selles des amibiens étudiées dès l'apparition du premier symptôme intestinal, sont riches en amibes vivantes présentant à ce moment tous leurs caractères distinctifs. Ce sont là des conditions véritablement spéciales, dont il faut savoir profiter, puisqu'elles permettent de porter rapidement un diagnostic certain et d'attaquer aussitôt le parasite.

Il nous paraît donc intéressant d'étudier parallèlement les indications et la réalisation du traitement de ces trois affections.

Quelquefois, si le sujet s'est exposé à la contagion, mais sans que la contamination soit certaine, il est possible de l'empêcher par un *traitement préventif.*

Si le diagnostic est précoce et bien précisé, même si le parasite a déjà pénétré dans les voies lymphatique ou sanguine, mais ne s'est pas encore fixé dans les tissus et les cellules qui le constituent, il est possible d'en arrêter l'évolution et de le tuer par un véritable *traitement abortif* : nous verrons, à propos de chacune de ces affections, dans quelles limites l'on est en droit d'en escompter le succès

Si le diagnostic est plus tardif, le parasite en a profité pour s'installer et se retrancher dans différents organes : la lutte est alors beaucoup plus dure. Il s'agit, par des séries de *cures dites d'attaque,* d'en diminuer peu à peu la virulence, de le réduire au silence et d'en faire disparaître toutes les manifestations cliniques ou biologiques. Cette action doit être méthodiquement suivie et bien disciplinée ; elle doit être prolongée le temps nécessaire, parfois pendant plusieurs années.

Elle a pour but de faire disparaître les premiers symptômes, ce qui s'obtient assez facilement, trop même quelquefois, car médecin et malade, satisfaits de ce succès, abandonnent le plus souvent la poursuite du traitement. C'est à ce moment qu'il faut penser aux foyers profonds et chercher à en diminuer la virulence par la prolongation de la cure : c'est à ce prix que le malade réduira peu à peu son parasite à l'impuissance, puis ensuite le détruira. L'examen clinique et surtout les procédés de laboratoire permettront de suivre les étapes de cette lutte.

Les cures d'attaque en série représentent donc le véritable traitement de la maladie, le traitement de fonds, celui que l'on oppose le plus habituellement à ces affections et qui, pour cette raison, attirera surtout notre attention.

Plus tard, si l'absence d'accidents cliniques, la négativité des réactions humorales pendant un temps suffisamment prolongé, montrent que le parasite reste silencieux et que peut-être il a été détruit, il sera possible de cesser ce mode de traitement ; mais, cette démonstration n'étant pas rigoureusement possible, il est prudent de le continuer sous une forme moins active, par des *cures dites d'entretien*. Je sais bien que l'on ne devrait jamais prononcer ce terme, car si le parasite persiste encore il faut l'attaquer aussi vigoureusement que possible et, s'il est mort, il est inutile de traiter le malade. Malheureusement, il est presque impossible d'être définitivement fixé sur ce fait. Si toutes les apparences font penser qu'il est détruit et que le malade est guéri, rien ne le prouve cependant d'une façon absolue ; c'est dans ces cas douteux que je crois prudent de faire un traitement d'entretien qui, tout en ayant une action efficace, ne fatigue pas cependant le malade. Dans ces conditions, ce traitement peut être parfois fait inutilement, mais, dans l'ignorance, mieux vaut pécher par excès que par défaut.

Selon la période à laquelle la maladie sera reconnue, le mode de traitement variera : tantôt les traitements abortif et préventif seront suffisants, tantôt il faudra recourir à des cures d'attaque systématiquement prolongées et les compléter par un traitement d'entretien. A propos de chacune re ces affections nous nous proposons d'exposer les moyens de réaliser ces diverses interventions thérapeutiques. Après de multiples essais, nous avons cherché à établir une formule simple, pratique, pouvant être appliquée par tout médecin. Nous avons cherché à en tirer le maximum l'efficacité : c'est donc un traitement intensif que nous préconisons. Certains pourront le juger peut-être excessif, mais, en s'inspirant des nécessités, de l'état du malade, le médecin pourra toujours le modifier dans son intensité et surtout l'adapter à la tolérance du sujet. Il se rappellera que, pour être utile, l'action thérapeutique doit être prolongée pendant un temps suffisant.

Enfin, il nous paraît d'autant plus nécessaire de savoir obtenir rapidement des médicaments le maximum d'efficacité que très souvent, dans des diagnostics douteux, l'épreuve thérapeutique prend une importance capitale. De toutes les maladies, ces trois affections sont peut-être celles qui réagissent le mieux sous l'action du traitement, car elles ont des médicaments spécifiques. Certains symptômes mal définis ou certaines localisations viscérales ne seront rapportés à leur véritable cause que par un *traitement d'épreuve*, bien dirigé : il peut en quelques jours fournir une réponse décisive alors que toutes les autres recherches sont restées muettes. Aussi faut-il savoir bien le manier et ne pas tâtonner si l'on veut en obtenir une réponse rapide.

Telles sont les considérations qui m'ont amené à grouper des affections si différentes dans leur aspect extérieur, mais si voisines dans leur intimité. Leur fréquence les rapproche encore, car il n'est pas de médecin qui ne soit appelé à rencontrer quotidiennement, surtout depuis la guerre, la syphilis, le paludisme ou l'amibiase.

SYPHILIS

NOTIONS GÉNÉRALES SUR LES INDICATIONS ET LA DIRECTION DU TRAITEMENT

Ce qui donne à la syphilis son évolution si spéciale, c'est la nature de son parasite et surtout son mode de parisitisme des tissus de l'organisme.

Inoculé à la surface du corps ou d'une muqueuse, le spirochète ne révèle son existence qu'après un long délai de vingt à trente jours, représentant la période d'incubation de la maladie. Pendant ce temps, il végète et se reproduit au point d'inoculation sans qu'aucun symptôme ne traduise ce travail occulte ; l'infection ne se révèle qu'à l'apparition du chancre qui représente le premier signe de la maladie. A ce moment seulement, malade et médecin s'aperçoivent de l'infection et peuvent faire le diagnostic de la syphilis, car le chancre est caractéristique et fourmille de spirochètes ; ils ont cependant dépassé déjà les limites du chancre : ils ont envahi les voies lymphatiques, atteint les ganglions correspondants de la région inoculée qui sont gros, durs et renferment également des parasites. Bien mieux encore, dès cette période, ils ont déjà franchi cette barrière et colonisé dans certains organes ; le système nerveux, en particulier, peut être précocement atteint, ainsi que le démontrent les examens du liquide céphalo-rachidien ; il en est de même pour d'autres organes, comme le foie, le système osseux, certaines glandes vasculaires sanguines, etc...

Toute cette invasion s'est faite pendant la période d'incubation, insidieusement, silencieusement, sans qu'aucun moyen ne permette de la mettre en évidence ; aussi ne faut-il pas voir dans le chancre un accident purement local, mais le considérer uniquement comme la porte d'entrée d'une infection qui, lorsqu'il apparaît, s'est **déjà** répandue beaucoup plus loin. C'est démontrer en même temps l'inanité et même le danger des méthodes qui ne s'attaquent qu'au chancre (cautérisations, excisions, injections stérilisantes, etc.), car elles négligent les autres foyers, et pendant ce temps le parasite gagne chaque jour du terrain. Au contraire, c'est par un traitement général qu'il faut aussitôt l'attaquer ; il est possible à ce moment d'en arrêter l'évolution et de limiter les dégâts.

De ces notions résultent deux interventions thérapeutiques différentes. Si le sujet s'est exposé à la contagion, l'on peut, pendant toute la période d'incubation, arrêter l'évolution des parasites avant qu'ils n'aient produit le chancre : *c'est le traitement préventif*. En raison de l'absence de toute manifestation pendant cette période, l'on ne peut pas affirmer si le malade a été contaminé : c'est donc un traitement aveugle ; s'il peut être inutile quelquefois, il n'est en tous cas pas dangereux ; au contraire, s'il est pratiqué chez un malade qui vient d'être contaminé, il peut arrêter radicalement l'évolution des parasites. Jamais le malade ne saura s'il a été contaminé ; le principal pour lui, si la contagion est possible, c'est qu'il n'en constate aucune manifestation. De plus en plus on reconnaît la nécessité et l'efficacité de ce traitement préventif.

Plus tard, lorsque le chancre est apparu, il est encore possible d'arrêter rapidement l'évolution des parasites, mais il faut se hâter, car, bien qu'ils aient atteint les ganglions et même d'autres organes, ils ne s'y sont pas encore définitivement fixés ; l'on donne comme limite à cette période l'apparition de la réaction de fixation du sang.

c'est-à-dire environ le quarante-cinquième jour après l'inoculation. Il existe donc une période de quinze jours entre l'apparition du chancre et la constatation de la séro-réaction pendant laquelle le *traitement abortif* peut être tenté. Il aura d'autant plus de chances de réussir qu'il sera plus rapproché du chancre, mais il faut beaucoup de circonspection et de prudence avant d'affirmer que l'on a fait avorter la maladie.

Si le spirochète n'est pas détruit dès ce moment, de la voie lymphatique il passe dans la voie sanguine et se répand dans tout l'organisme. C'est alors qu'apparaissent les signes de la septicémie syphilitique : du côté de la peau et des muqueuses, ce sont la roséole, les syphilides cutanées, les plaques muqueuses ; du côté des viscères, ce sont des symptômes variés qui traduiront leur atteinte : albuminurie, ictère, céphalée, anémie, etc. Dès ce moment, les recherches de laboratoire permettent de constater la présence du parasite, ou décèlent indirectement sa présence par l'étude des réactions qu'il détermine dans presque tous les organes. Abandonné à lui-même il continue ses incursions de tous côtés et les signes cliniques peuvent se succéder les uns aux autres ; puis, au bout de quelque temps, l'orage s'apaise et les réactions défensives mises en jeu spontanément par l'organisme font cesser les signes extérieurs de la maladie, mais sont insuffisants pour tuer le parasite. Il semble alors réduit au silence, mais en réalité cette accalmie n'est que plus dangereuse, car il reste vivant dans certaines régions de l'organisme. Il s'y enkyste, s'y retranche à l'état de vie latente et attend pour en sortir des circonstances favorables. Pendant des années et même pendant toute la vie de l'individu, il peut rester inclus dans un organe ou un tissu, reprendre tout à coup une virulence suffisante pour créer une lésion locale, repartir de ce foyer et se répandre à nouveau dans l'organisme.

C'est cette vie latente, cette adaptation si spéciale qui font des maladies à protozoaires des affections chroniques sujettes à des poussées aiguës. Chaque fois que l'on a la preuve, soit par des manifestations cliniques, soit par des réactions biologiques, qu'il existe des parasites vivants dans l'organisme, il faut leur opposer un *traitement d'attaque* aussi brusque et vigoureux que le permet l'état du malade. Même en l'absence de signes cliniques ou biologiques, si l'on soupçonne, en s'appuyant sur la connaissance de l'évolution de la maladie, qu'il existe des foyers latents, il ne faut pas hésiter à attaquer le parasite et ne pas lui laisser le loisir de commencer. Il n'y a donc pas, à notre avis, de traitement spécial à chacune des périodes de la syphilis, mais un mode de traitement général, dit d'attaque, que l'on met en jeu chaque fois que la clinique, la biologie ou l'expérience en indiquent l'opportunité. Ce traitement se fait par des séries de cures se prolongeant souvent plusieurs années ; elles ont pour but de diminuer peu à peu la virulence du spirochète, puis de le détruire. Nous ne possédons malheureusement aucun critérium certain nous permettant d'affirmer le moment où ce but est atteint ; il est impossible de déterminer si le parasite n'est que réduit au silence ou s'il est mort ; aussi confond-on souvent les périodes silencieuses de la maladie avec sa guérison. C'est pour ces raisons qu'après avoir obtenu, par des cures suffisantes, un état pour lequel le terme de guérison pourrait être prononcé, je crois néanmoins prudent de maintenir ces bons résultats par un *traitement d'entretien*. Il sera moins actif que les précédents, mais suffisant cependant pour maintenir silencieuses et achever de réduire des colonies dont aucun signe ne révèle l'existence.

Telles sont, en quelques mots, les principales notions biologiques sur lesquelles il faut s'appuyer pour comprendre comment doit être dirigé le traitement de la syphilis.

CHAPITRE II

LE CHOIX DE LA NATURE ET LA FORME D'ADMINISTRATION DES MÉDICAMENTS

Parmi les nombreux médicaments qui ont été essayés
dans le traitement de la syphilis, trois principalement ont
résisté à l'épreuve du temps. Ce sont : le mercure, l'arsenic
et l'iode. Tous trois sont employés depuis très longtemps
sous des formes multiples, aussi chaque médecin a-t-il
choisi celles qui lui convenaient le mieux et s'est pour ainsi
dire créé une technique personnelle. Si presque tout le
monde est d'accord maintenant sur la nécessité de recourir
à ces médicaments, chacun de nous les emploie à sa
façon. Je ne puis donc, dans ce court exposé, faire une
revue générale de cette question, mais j'exposerai, aussi
simplement que possible, ce que je crois devoir faire en
présence d'un syphilitique. J'indiquerai d'abord les formes
thérapeutiques de ces médicaments qui me semblent les
plus actives et les plus maniables, puis, dans le chapitre
suivant, leur emploi aux différentes périodes de la syphilis.

A. — MERCURE

Malgré la concurrence que lui firent, ces dernières années,
les sels arsenicaux, ce vieux médicament de la syphilis

conserve toujours, à notre avis, sa place en thérapeutique. Selon la forme sous laquelle il est employé, son activité est plus ou moins grande, et c'est là le point le plus utile à déterminer ; il faut également tenir un grand compte des conditions matérielles dans lesquelles le traitement peut être pratiqué.

Le mercure s'administre sous forme de sels solubles, de sels insolubles ou d'émulsion métallique dans un corps gras ; les voies d'introduction sont : intraveineuse, sous-cutanée, intramusculaire, cutanée, buccale, rectale, etc.

1º Injections de sels mercuriels solubles.

Le plus actif est sans contredit le *cyanure de mercure*. Il n'est bien toléré qu'en injection intraveineuse ; les injections intramusculaires ou sous-cutanées, même additionnées de cocaïne, sont très douloureuses et laissent des nodules. Il s'injecte chaque jour à la dose de 1 à 2 centigrammes ; la solution ordinaire est à 1 p. 100 dans l'eau distillée. Aux doses de 1 centigramme, et à plus forte raison de 2, il produit quelquefois de la diarrhée, des épreintes, du ténesme avec même émission de selles glairo-sanguinolentes. Ces accidents, qui peuvent effrayer celui qui n'est pas prévenu, sont de courte durée : il suffit de suspendre les injections un jour ou deux, puis de les reprendre à faible dose en les augmentant peu à peu. Pour éviter ces ennuis, l'on peut faire prendre préventivement de l'élixir parégorique ou du laudanum. Ils sont relativement très rares, mais certains malades y sont plus sujets que d'autres. Le cyanure de mercure a l'avantage d'être très actif, mais son action n'est pas très durable ; elle est de plus quelquefois trop brusque lorsqu'il existe des lésions portant sur des tissus qu'il ne faut pas brutaliser, le système nerveux par exemple. C'est un excellent médicament d'attaque, mais qui nécessite l'intervention presque quotidienne du médecin, car la voie intraveineuse est la seule pratique.

Le *biiodure de mercure* s'injecte à la dose de 1 à 4 centigrammes par jour en injection intramusculaire. La formule la moins douloureuse est la suivante :

    Biiodure de mercure.............. 0gr,01
    Iodure de sodium.................. 0gr,01
    Phosphate neutre de sodium......... 0gr,02
    Chlorure de sodium................ 0gr,007
    Eau distillée..................... 1 cent. cube.

Pour une ampoule stérilisée.

Ces injections sont moins actives que les précédentes, mais supérieures à celles de *benzoate de mercure* qui s'emploie aux mêmes doses et est le plus souvent indolore. La préparation du benzoate est très délicate : de là provient l'inégalité de son mode d'action.

Si les sels solubles ont l'avantage d'**être** actifs, d'une toxicité minime, dont l'on peut immédiatement limiter l'action nocive, ils ont le désagrément de nécessiter des injections quotidiennes ; aussi leur préfère-t-on souvent les sels insolubles.

2° Injections de sels mercuriels insolubles.

Les deux préparations les plus couramment utilisées sont le calomel et l'huile grise.

Le *calomel* s'injecte dans la profondeur des muscles, surtout au niveau des fesses, en suspension dans l'huile d'olive, au taux de 5 ou 10 centigrammes par centimètre cube d'huile : une injection tous les huit jours. Déjà, à ce taux, le médicament est souvent mal toléré et je ne suis pas partisan des solutions à 10 p. 100. C'est un médicament extrêmement actif, dont l'action est moins rapide que celle du cyanure de mercure, mais plus durable en raison de la lenteur de son élimination. Malheureusement, si quelques malades le supportent très bien, chez beaucoup il réveille des douleurs très violentes, de l'inflammation durant plusieurs jours, ce qui oblige à en abandonner l'usage.

L'*huile grise* est une émulsion de mercure dans l'huile à 40 p. 100. Chaque goutte de cette préparation contient un centigramme de mercure et s'injecte au moyen de seringues spéciales, du type de la seringue de Barthélemy, graduée en gouttes d'huile. L'on injecte habituellement de 6 à 8 centigrammes de mercure, soit VI à VIII gouttes de l'émulsion à 40 p. 100, par semaine. Ces injections sont moins actives que celles de calomel, mais elles sont en général très bien tolérées. Il est nécessaire qu'elle soit très bien préparée, car certains excipients s'enkystent, laissent des nodules et gênent la résorption du médicament. Pendant très longtemps, l'huile grise, avant l'emploi des sels arsenicaux, a été le grand médicament de fonds du traitement de la syphilis. C'est une préparation très maniable, pas douloureuse, n'exigeant qu'une injection hebdomadaire, d'une activité très manifeste, s'associant parfaitement aux sels arsenicaux, et à laquelle j'accorde beaucoup de confiance. Récemment, MM. Deguy, Queyrat ont proposé de faire un amalgame de mercure et d'argent, contenant autant de mercure que l'huile grise et se maniant comme elle. Cette préparation, présentée dans le commerce sous le nom d'Arquéritol, nous a donné également de très bons résultats.

3⁰ Voie buccale.

Le mercure peut s'administrer par la voie buccale, soit sous forme de pilules ou de cachets, soit sous forme de solutions. Les pilules le plus couramment employées sont celles de Dupuytren, à base de *sublimé* :

    Chlorure mercurique porphyrisé.... 1 centigramme.
    Extrait d'opium................... 1   —
    Poudre de savon médicinal........ 10 centigrammes.
    Glycérine neutre................. Q. S.
Deux pilules par jour.

ou celles de Ricord à base de *protoiodure de mercure* :

    Protoiodure de mercure............ 3 à 5 centigrammes.
    Extrait thébaïque................. 1 centigramme.
    Excipient glycériné..... .... Q. S.
Pour une pilule molle ; 1 à 2 par jour.

Malgré toutes les précautions que l'on prend pour qu'elles restent molles, ces pilules durcissent souvent et traversent le tube digestif sans s'assimiler ; aussi je préfère de beaucoup les cachets préconisés par Alex. Renault :

    Protoiodure de mercure........... 2 à 5 centigrammes.
    Poudre d'opium................... 1   —
    Poudre de quinquina............. Q. S.
Pour un petit cachet ; 1 à 2 par jour.

Enfin, le mercure peut être donné par voie buccale sous forme de solution ; la plus active est la solution de sublimé au 1/1 000, dite *liqueur de Van Swieten*. Chez l'adulte, on peut donner une cuillerée à soupe ou à entremets à chaque repas ; chez le nourrisson, de XX à XL gouttes par jour. Il y a avantage à fractionner ces doses et à les faire prendre en plusieurs fois dans la journée dans du lait.

Ces traitements par voie buccale sont moins actifs que les précédents, mais il faut les connaître et y recourir si le malade ne peut pas être traité par les piqûres ou si l'on ne veut appliquer qu'un léger traitement d'entretien. Ils ont l'inconvénient, en outre, d'irriter souvent les voies digestives, ce qui oblige à en suspendre l'emploi.

4° Voie cutanée.

L'administration du mercure par la voie cutanée a justement l'avantage d'empêcher ces troubles digestifs, tout en étant assez actif, mais c'est un traitement qui est salissant et révélateur. On utilise l'onguent mercuriel double ou onguent napolitain. On fait pendant dix à vingt minutes, jusqu'à siccité, avec 4 grammes pour l'adulte et 1 gramme pour l'enfant, des frictions quotidiennes sur différentes régions du corps. Les plis articulaires, les aines, les aisselles sont les régions de choix. Il ne faut pas laver ni savonner au préalable la région sur laquelle doit porter la friction, car la peau grasse absorbe beaucoup mieux. Après, envelopper la région et ne savonner que le lendemain l'emplacement de la friction de la veille.

<h3 align="center">5° Voie rectale.</h3>

Elle est recommandée par Audry et Sabouraud. C'est un mode de mercurialisation discret, ne fatiguant pas les voies digestives et pouvant remplacer les traitements par voie buccale ou cutanée, mais très inférieur aux piqûres.

On peut formuler :

Mercure vif...........................	3 centigrammes.
Éteindre dans :	
Lanoline.............................	5 centigrammes.
Vaseline..............................	5 centigrammes.
Incorporer à beurre de cacao.............	4 grammes.

Pour un suppositoire.

Un suppositoire chaque soir.

<h3 align="center">B. — ARSENIC</h3>

Avant ces dernières années, les sels arsenicaux n'étaient employés qu'à titre d'accessoires dans le traitement de la syphilis ; on les donnait avec le fer, comme toniques, sous forme de liqueur de Donovan, de Fowler, de Boudin, etc. Puis, grâce aux travaux de A. Gautier, l'apparition des arsenicaux organiques, sous forme de cacodylates,

donna une nouvelle impulsion à cette thérapeutique ;
mais, même à très haute dose, s'élevant même à plusieurs
grammes par jour, j'ai pu constater, avec mon élève Maréchal, que les cacodylates n'avaient aucune action antisyphilitique vraiment utilisable.

Lorsque l'on sut que le parasite de la syphilis était un
spirochète, Salmon eut recours à l'atoxyl qui avait déjà
donné d'excellents résultats dans le traitement des trypa-
nosomiases ; s'il fallut abandonner ce médicament en raison
de sa toxicité, l'on en reconnut l'activité et l'on put espérer
que l'arsenic serait un jour un médicament spécifique de
la syphilis C'est aux travaux de Mouneyrat sur l'hectine,
à ceux d'Ehrlich sur les arsénobenzènes, que nous sommes
redevables des produits que nous employons maintenant
quotidiennement.

Actuellement, les deux composés arsenicaux les plus
actifs que nous possédions sont ceux de la série des arsénobenzènes dont le type est le 606, et ceux de la série des
novarsénobenzènes dont le type est le 914.

I. — **Arsénobenzènes du type 606**.

Le type initial est le salvarsan ou 606 d'Ehrlich, c'est
l'arsénobenzol français ou dichlorhydrate de dioxydiamido-
arsénobenzol. C'est, sans conteste, le plus actif des arsénobenzènes. Il est malheureusement difficilement maniable,
car les solutions doivent être préparées et alcalinisées au
moment de l'emploi. Or le degré de cette alcalinisation
ne peut être déterminé d'avance et varie avec chaque
échantillon ; il en résulte que, si elle n'est pas parfaite, la
solution se précipite dans le sang et détermine des réactions
parfois très violentes. De plus, l'humorisme spécial du
malade, par son alcalinité ou son acidité propre, peut
modifier la préparation et la rendre nocive *in vivo*, alors que
l'alcalinisation *in vilro* a été correctement faite. Est-elle

insuffisante, il se produit au cours de l'injection des phénomènes congestifs, de véritables crises nitritoïdes ; plus tard, l'on peut constater l'apparition de réactions méningées que j'ai signalées pour la première fois en 1911 : depuis, elles ont été constatées par d'autres auteurs. L'alcalinisation est-elle trop forte, elle peut provoquer des thromboses veineuses. De plus, l'arsénobenzol se prête mal à son association au mercure et, récemment, M. Pinard a pu reprocher au traitement mixte arsenico-mercuriel d'être dangereux. S'il a pu observer des accidents, ce n'est pas au traitement mixte arsenico-mercuriel qu'il faut les attribuer, mais, à mon avis, à l'emploi de l'arsénobenzol qui est beaucoup plus choquant pour le sang et les différents organes. Enfin, c'est surtout lorsque l'on employait l'arsénobenzol que s'observaient les neuro-récidives et les récidives *in situ* simulant les réinfections ; j'ai, en 1913 (1), assimilé, dans leur pathogénie, ces deux séries d'accidents et les ai attribués au précipité que ces solutions forment

---

(1) Dès 1913, indépendamment des travaux de Fleig, j'ai signalé l'influence nocive des précipités que forment dans le sang les solutions d'arsénobenzol mal alcalinisées. Dans un premier mémoire : « Étude sur un nouveau procédé d'injection du néosalvarsan en solutions concentrées », par MM. P. RAVAUT et SCHEIKEVITCH (*Annales de dermatologie*, avril 1913), j'écris à la page 24 : « Nous pensons l'action du néosalvarsan moins brutale pour le système nerveux que celle du salvarsan, parce que d'abord l'action de la soude est supprimée et qu'ensuite les solutions de néosalvarsan ne forment plus avec le sang des précipités dont le rôle est, à notre avis, nocif pour des organes dont la circulation se fait dans de fins réseaux capillaires. »

Dans un second mémoire : « Récidives et réinfections après traitement de la syphilis récente par le salvarsan » (*Presse médicale*, 13 septembre 1913), j'attribue un rôle nocif à ces précipités qui, bloquant par leur masse de fines artérioles ou des vaisseaux rétrécis de calibre par les lésions, isoleraient ainsi de la circulation des colonies parasitaires.

Enfin, en février 1913, en publiant la technique des injections concentrées de néosalvarsan (Nouveau procédé d'injection intraveineuse du néosalvarsan, *Société de dermatologie*, 6 février 1913), je signalais qu'un des avantages de cette technique est de pouvoir utiliser de l'eau distillée, car les solutions salées, qui étaient nécessaires pour les injections diluées, forment avec le médicament un précipité que ne donnent pas les solutions aqueuses.

avec le sang : nous reviendrons plus loin sur ce point. Actuellement, l'on fait jouer un rôle de plus en plus grand à ces précipités dans les divers accidents des arsénobenzols et c'est un argument de plus pour en éviter l'emploi. En raison de ces inconvénients, de la délicatesse de sa préparation, de son instabilité, de la facilité avec laquelle il se précipite soit *in vitro*, soit *in vivo*, de son action choquante sur le système nerveux, de la nécessité de l'injecter en solutions très étendues, etc., la plupart des syphiligraphes ont renoncé à l'utiliser.

II. — Novarsénobenzènes du type 914.

C'est le néosalvarsan, ou 914 d'Ehrlich, c'est le novarsénobenzol français, ou dioxydiamido arsénobenzol monométhylène sulfoxylate de soude. S'il est un peu moins actif que le précédent, il a l'avantage d'être beaucoup plus maniable, d'être moins toxique, moins choquant pour les organes et de déterminer beaucoup moins de réactions. On répare cette infériorité d'action par l'emploi de doses plus élevées et, en fin de compte, le résultat final est tout à fait comparable.

Les médicaments du type novarsénobenzène, représentés par plusieurs marques de fabrique, sont actuellement bien au point et ils constituent le sel arsenical le plus pratique et le plus actif que l'on puisse opposer au spirochète. Ce sont des sels jaune clair, livrés en ampoules scellées, se dissolvant rapidement dans l'eau distillée et pouvant être injectés dans les veines ou sous la peau.

A. *Injections intraveineuses.* — Ce médicament peut s'injecter en solutions diluées (200 à 250 centimètres cubes d'eau pour les plus fortes doses) ; ce procédé nécessite de l'eau distillée le matin même de l'injection, des appareils spéciaux, l'adjonction de sel marin pour la rendre isotonique, etc. ; l'injection dure au moins un quart d'heure.

Aussi les réactions dues à l'eau sont-elles fréquentes et gênent l'appréciation de celles qui sont dues au médicament. En 1913(1), j'ai proposé de réduire à 8 ou 10 centimètres cubes et même à 2 centimètres cubes (2) cette quantité d'eau et créé la technique des injections concentrées qui sont maintenant presque universellement employées. La dose d'eau qui a le plus d'avantages est celle de 8 centimètres cubes : elle peut être administrée au moyen d'une seringue ordinaire, et la solution est assez diluée pour pouvoir être injectée aussi lentement qu'il est nécessaire. L'eau peut être conservée dans des ampoules de verre très longtemps sans s'altérer et les réactions dues à l'eau sont ainsi complètement supprimées. Pour préparer la solution, il suffit de faire sauter à la lime le sommet de l'ampoule contenant le médicament ; verser dans l'ampoule la quantité d'eau stérile bien froide ; faciliter la dissolution en inclinant l'ampoule et en la roulant entre les doigts ; dès que la solution est complète, le liquide est aspiré dans la seringue et *aussitôt* injecté.

Il est bien préférable de faire la dissolution dans l'ampoule même et de limiter autant que possible les contacts avec l'air extérieur, car le médicament pourrait s'oxyder et devenir toxique.

Cette technique des injections concentrées faites à la seringue a singulièrement simplifié la méthode des injections intraveineuses de novarsénobenzol ; elle a permis à tout médecin de pouvoir utiliser lui-même ce mode de traitement sans qu'il ait à distiller son eau le matin même de l'injection, sans qu'il lui soit nécessaire de posséder un

<hr>

(1). P. RAVAUT, Nouveau procédé d'injection intraveineuse du néosalvarsan (*Société de dermatologie*, 6 février 1913 ; *Presse médicale*, 1er mars 1913, 2 avril 1913; 25 octobre 1913).—P. RAVAUT et SCHEIKEVITCH, Étude sur un nouveau procédé d'injections du néosalvarsan en solutions concentrées. Technique et réactions (*Annales de dermatologie et de syphiligraphie*, avril 1913).

(2). P. RAVAUT, Nouvelle simplification de la technique des injections concentrées (*Presse médicale*, n° 48, 11 octobre 1915).

appareil spécial à distiller, etc. ; il lui suffit maintenant de
se procurer une ampoule d'eau, même préparée depuis longtemps, avec petit filtre servant en même temps à aspirer
la solution et une seringue. De plus, cette méthode permet
de pratiquer rapidement les injections et de traiter ainsi
dans le même temps un plus grand nombre de malades, ce
qui est très appréciable à l'hôpital, dans une clinique, non
seulement dans les services spécialisés, mais dans les services de médecine générale où le novarsénobenzol s'emploie
de plus en plus dans un grand nombre d'affections.

La plus grande objection que l'on puisse lui faire, c'est
sa trop grande simplicité et la rapidité et l'insouciance avec
lesquelles elle permet à certains médecins de pratiquer ces
injections. Si l'on était toujours sûr de la qualité du produit
et de la tolérance du malade, il n'y aurait aucun inconvénient à pousser rapidement l'injection, mais dans l'incertitude il est préférable de la pousser lentement, surtout
s'il s'agit de malades nouveaux dont l'on ne connaît pas
encore la tolérance, ou d'échantillons dont l'on n'a pas pu
encore apprécier la toxicité. Il faut mettre au moins cinq
minutes, ce qui est très facile, même avec une seringue
contenant 8 centimètres cubes d'eau. En outre, les novarsénobenzènes rendant le sang incoagulable, il est possible,
avec cette technique, d'aspirer dans la seringue du sang et
de faire un premier mélange du sang et du médicament, de
répéter cette manœuvre autant de fois qu'on le désire, ce
qui, pour certains auteurs, éviterait des réactions d'intolérance. Je ne comprends donc pas pourquoi l'on a reproché
aux injections concentrées d'obliger le médecin à pousser
rapidement son injection ; il peut prendre tout le temps
qu'il veut, suspendre l'injection lorsqu'il le croit utile ;
c'est même beaucoup plus simple qu'avec un appareil
nécessitant un réservoir, un tube de caoutchouc, un embout,
des pinces, etc. De plus, comme il est nécessaire, après
chaque injection, de nettoyer son appareil pour satisfaire
aux règles de l'asepsie et pour éviter les dépôts de novar-

sénobenzol qui, s'oxydant très vite, deviennent très toxiques, surtout au contact du caoutchouc, il me paraît beaucoup plus simple de faire bouillir chaque fois sa seringue que tout l'appareillage nécessaire pour les injections diluées. Enfin, avec la seringue, la solution peut se préparer complètement à l'abri de l'air, ce qui est un gros avantage avec un médicament rapidement oxydable et devenant très toxique de ce fait.

En dernier lieu, je ferai remarquer que les réactions consécutives aux injections concentrées sont moins fréquentes qu'avec les solutions diluées, ce qui est encore un avantage de cette technique. Si, en préconisant son emploi, mon opinion d'auteur peut être intéressée, il suffit, pour se convaincre de ses avantages, de voir que, malgré les critiques dont elle a été l'objet, ceux qui emploient les injections concentrées sont encore très nombreux.

Les injections sont faites tous les huit jours en commençant par $0^{gr},15$ pour augmenter de $0^{gr},15$ chaque fois, jusqu'à la dose de $0^{gr},90$. Quelques auteurs, de moins en moins nombreux, dépassent cette dose et vont même jusqu'à $1^{gr},50$; mais la dose de $0^{gr},90$ me paraît déjà très suffisante et souvent même impossible à atteindre chez de nombreux malades.

J'ai essayé, en 1913, de schématiser la conduite du traitement par les injections croissantes et répétées de novarsénobenzol sous cette formule qui depuis n'a pas été modifiée :

a. Commencer le traitement par une faible dose : $0^{gr},15$ à $0^{gr},30$.

b. Si le malade est en pleine période secondaire ou présente des accidents nerveux, faire précéder la première injection arsenicale d'injections mercurielles de sels solubles pendant quatre jours et ne commencer que par $0^{gr},15$ de sel arsenical.

c. Si cette injection est bien tolérée, pratiquer la

seconde huit jours après, avec une dose supérieure.

Puis, augmenter chaque fois la dose jusqu'à celle de $0^{gr},90$, que l'on ne dépasse pas dans les injections suivantes. Chez quelques sujets très tolérants, les doses de $1^{gr},05$ et $1^{gr},20$ peuvent être atteintes.

d. Si des signes d'intolérance se manifestent après l'injection et ont disparu le huitième jour, on pourra pratiquer l'injection suivante, mais alors sans augmenter la dose.

e. Si au bout de huit jours les signes d'intolérance persistent, il sera prudent de diminuer la dose ou de différer l'injection jusqu'à la disparition de ces signes.

f. Il sera prudent de cesser le traitement arsenical et de n'employer que le mercure, si les signes d'intolérance se reproduisent malgré la diminution des doses.

En général, je fais une série de dix injections ; nous verrons dans quelles circonstances cette règle peut être modifiée. Enfin, nous étudierons plus loin les signes d'intolérance, la signification des réactions et les moyens de les éviter.

Récemment, pour éviter chez certains malades les réactions dues soit à l'intolérance médicamenteuse, soit à la susceptibilité de certains organes comme le système nerveux, M. Sicard a proposé de recourir à de petites doses répétées quotidiennes, soit intraveineuses, soit intramusculaires. Cette méthode, déjà essayée sur des accidents visibles de la syphilis récente, a été abandonnée, car, si elle fait disparaître lentement les accidents, son action protectrice n'est que de peu de durée et les récidives ne sont pas longues à apparaître. Contre les accidents de la syphilis viscérale, en particulier contre les manifestations nerveuses, je crois aussi l'effet thérapeutique beaucoup moins actif que celui des injections à doses progressives et espacées ; malheureusement, chez ces malades, les améliorations ne se font que très lentement, quelle que soit le procédé, et ce n'est pas sur ces affections chroniques que l'on peut juger de l'efficacité d'une méthode. Enfin, elle n'empêche pas les accidents toxiques tardifs dus à l'accumulation du médicament : les érythèmes tardifs, les ictères sont même plus fréquents. Actuellement les syphiligraphes restent fidèles au procédé primitif des injections espacées et progressives parce qu'ils en voient les avantages, jugeant sur des accidents visibles sur l'évolution desquels on peut apprécier un mode de traitement : aussi quelques-uns ont-ils sévèrement critiqué la méthode des petites doses quotidiennes ; d'un autre côté, un certain nombre de neurologistes, de médecins de médecine générale, préfèrent cette dernière, mais il faudra attendre encore longtemps pour connaître les résultats définitifs.

B. *Injections sous-cutanées ou intramusculaires.* — Ainsi que l'ont montré Balzer, Poulard, Sicard, etc., l'on peut injecter soit sous la peau, soit dans les muscles, le novarsénobenzol. De nombreuses techniques ont été proposées soit par émulsion dans l'huile, soit par dissolution dans l'eau sucrée, ou l'eau simple additionnée de gaïacol ou de novocaïne, etc. Quelle que soit la technique, il est presque impossible, en raison de la douleur, d'injecter plus de $0^{gr},30$ en une fois, ce qui, pour atteindre les doses nécessaires, oblige de pratiquer plusieurs injections par semaine. Pour cette seule raison, les injections sous-cutanées ne peuvent pas remplacer les injections intraveineuses. Si, pour une raison quelconque (obturation des veines, impossibilité ou difficulté de les trouver, petitesse des veines chez l'enfant, etc.), il est impossible d'utiliser ou de continuer les injections intraveineuses, on pourra utiliser les sous-cutanées, mais si l'on veut injecter des doses élevées ($0^{gr},30$ au maximum en une fois), il faut répéter les injections et le malade se lasse rapidement, car elles sont douloureuses à cette dose. On est alors obligé de recourir aux petites doses quotidiennes de $0^{gr},10$ à $0^{gr},15$ et l'on peut faire à cette méthode les objections que nous avons faites à propos des injections intraveineuses à petites doses répétées.

Nous verrons d'ailleurs plus loin, en passant en revue les

accidents provoqués par les sels arsenicaux, qu'un malade sensibilisé aux novarsénobenzènes supporte aussi mal les injections intraveineuses que les injections sous-cutanées, même à petites doses ; en revanche, les petites doses répétées pendant longtemps semblent favoriser l'accumulation du médicament et provoquer plus facilement des érythèmes parfois graves ou des ictères.

En résumé, avec presque tous les syphiligraphes, je reste partisan des injections intraveineuses à doses progressives et espacées et réserve les injections sous-cutanées ou intramusculaires aux malades chez lesquels elles ne sont plus possibles.

C. *Voie buccale.* — Ayant reconnu l'utilité d'administrer le novarsénobenzol par la voie buccale dans le traitement de l'amibiase, j'ai fait préparer par M. Billon, sous le nom de Narsénol, des comprimés de 0gr,10 de novarsénobenzol enrobés dans du gluten, de façon qu'ils ne s'altèrent pas à l'air et ne se dissolvent que dans l'intestin. Je me sers avec satisfaction de cette préparation dans le traitement du paludisme et de l'amibiase et en commence l'essai dans celui de la syphilis. Il me paraît rationnel de reconnaître à ce mode de traitement les avantages et les inconvénients que nous reconnaissons à l'emploi du mercure par la voie buccale.

D. *Voie rectale.* — On a proposé d'utiliser le novarsénobenzol par la voie rectale sous forme de suppositoires ou de lavements et beaucoup d'auteurs discutent et même nient complètement son efficacité, par cette voie, même à doses élevées.

III. — **Autres arsénobenzènes.**

Il existe de nombreuses marques de novarsénobenzènes, fabriquées en France et donnant toute satisfaction.

Je signalerai le Sulfarsénol, qui est certainement moins

actif que les novarsénobenzènes ordinaires, mais a l'avantage d'être quelquefois mieux toléré par des malades qui ne supportent pas les précédents ; il peut être également injecté facilement sous la peau. Bien qu'on ait dit le contraire, il peut provoquer des réactions immédiates et tardives, ainsi que je l'ai constaté à plusieurs reprises. Si les réactions sont moins vives, c'est d'abord parce qu'il est injecté à doses moins élevées, mais aussi parce que les corps réducteurs qui entrent dans sa fabrication le rendent moins choquant pour le système sanguin ; en revanche, la présence de ces corps le rend moins actif, car ils diminuent les actes d'oxydation auxquels, à mon avis, les sels arsenicaux doivent en grande partie leur efficacité.

Je signalerai également le luargol de Danysz ou sulfate de dioxy diamino arsénobenzol stibio-argentique. C'est un corps actif contenant de l'arsenic, de l'antimoine et de l'argent, mais qui, tel qu'il avait été primitivement préparé, donnait des indurations veineuses et se conservait mal. Le Silbersalvarsan, préparé et très employé en Allemagne, dérive de ce corps ; il a de gros avantages, entre autres celui d'être supporté par des malades qui ne supportent pas les novarsénobenzènes, et il serait désirable qu'en France, où furent faits pour la première fois les composés arsenico-argentiques, l'on reprît cette fabrication.

C. — IODE

L'iode peut être considéré comme le troisième médicament de la syphilis, mais il est loin d'avoir l'importance des précédents. Il n'a pas d'action, du moins sous la forme actuelle, sur les accidents précoces et agit surtout bien sur les néoplasies syphilitiques, les gommes, les artérites. Avant l'emploi des sels arsenicaux, il était couramment employé, associé au traitement mercuriel, ou administré à hautes doses entre les cures mercurielles.

Il peut être utilisé soit sous la forme d'iodure de potassium, soit directement sous la forme d'iode simple.

a. *Iodure de potassium.* — Il peut être donné à la dose de 2 à 10 grammes par jour soit en potions, en solution directe dans l'eau, soit sous forme de pilules ou de dragées kératinisées qui n'irritent pas l'estomac. Il est bon de lui associer du benzoate de soude qui diminue, chez des malades susceptibles, les accidents d'iodisme. L'iodure de potassium peut être injecté dans les veines en solutions diluées (Simon).

b. *Iode.* — L'iode peut être incorporé à l'huile et injecté sous la peau : il existe de nombreuses préparations d'huile iodée à 40 p. 100 injectables sans douleur (Lipiodol, etc.).

J'ai obtenu de bons résultats de la médication iodée en l'administrant sous forme de teinture d'iode aux doses de XV à LX gouttes et même plus par repas dans un peu de lait. Certains auteurs (Boudreau) ont insisté sur l'efficacité des hautes doses de teinture d'iode atteignant 500 gouttes par vingt-quatre heures. J'utilise presque toujours maintenant l'iode sous forme de liquide de Lugol :

> Iode métallique...................... 1 gramme.
> Iodure de potassium................. 2 —
> Eau distillée........................ 100 grammes.

Aux doses de 1 à 6 cuillerées à café à chacun des trois repas dans un peu de lait.

On peut donner jusqu'à 100 grammes de cette solution par vingt-quatre heures. Cette façon de donner l'iode est très supérieure aux autres méthodes. J'ai injecté cette solution, diluée dans l'eau, dans les veines, à la dose de 4 à 10 centimètres cubes par injection, mais les indurations veineuses sont fréquentes.

CHAPITRE III

L'EMPLOI DE CES MÉDICAMENTS AUX DIFFÉRENTES PÉRIODES DE LA SYPHILIS

Grâce à l'emploi des médicaments de ces trois séries, il nous paraît possible de faire face à toutes les nécessités que peut nous imposer l'évolution de la syphilis, mais il en faut bien connaître le maniement et nous voudrions, en quelques pages, donner les indications principales et surtout les plus pratiques.

A. — LEURS AVANTAGES ET LEURS INCONVÉNIENTS

En cette matière, on a eu et on a encore le **grand tort** de vouloir opposer les uns aux autres ces médicaments ; ils ne doivent pas non plus être exclusivement utilisés, car chacun d'eux agit à sa façon et a ses qualités propres.

Le *mercure* représente le vieux médicament de la syphilis, celui qui a fait ses preuves ; il a déjà rendu assez de services à des générations de malades pour que maintenant et tout à coup l'on oublie ses qualités. Il n'en a perdu aucune, bien au contraire, si l'on sait utiliser ses formes actives comme les injections intraveineuses de cyanure, le calomel, l'huile grise ou l'amalgame d'argent et de mercure. Ce n'est pas une question de sentiment, mais une question de fait et de pratique qui me porte à réagir contre une opinion qui entraîne beaucoup de partisans.

Il ne faut pas mépriser le mercure, car, s'il paraît immédiatement moins actif que les arsenicaux, il peut donner les mêmes résultats si l'on sait recourir au nombre d'injections et aux doses nécessaires. On est content de le trouver lorsque certains accidents résistent aux arsenicaux, ce qui n'est pas rare, ou que des malades ne peuvent plus les tolérer, ce qui est encore moins rare. De même, si certains organes, comme le foie, deviennent sensibles à l'action prolongée des arsenicaux et qu'il soit urgent de continuer le traitement, c'est encore au mercure qu'il faudra recourir ; de même encore si l'on veut éviter des réactions locales, surtout au niveau du système nerveux, il est bon de s'adresser préalablement au mercure dont l'action est moins brutale et moins violente.

Enfin, bien manié, le mercure ne doit pas produire d'accidents ; s'il en survient cependant, même graves, c'est presque toujours à des fautes de technique qu'il faut les attribuer ; au contraire, avec les arsenicaux, la surprise est fréquente, soit par la faute du médicament, soit par des modifications humorales se produisant rapidement et inopinément chez le malade : et les plus habiles n'en sont pas à l'abri.

Malgré la concurrence que lui firent ces dernières années les sels arsenicaux, ce vieux médicament de la syphilis doit conserver sa place en thérapeutique et ne pas servir uniquement de bouée de sauvetage. Il a pour lui son passé et nous savons, par une longue expérience, ce qu'il peut donner à longue échéance. Il est certainement moins rapide dans son action, moins stérilisant sur les accidents contagieux de la syphilis, mais ses effets paraissent se prolonger plus longtemps ; l'arsenic est plus brillant et séduisant, mais le mercure a plus de fonds.

Personnellement, je n'ai donc pas abandonné le mercure dans le traitement de la syphilis ; je l'utilise sous différentes formes, selon les périodes de la maladie, et l'associe habituellement aux sels arsenicaux.

Les *sels arsenicaux*, et plus particulièrement les arsénobenzènes et novarsénobenzènes, ont des avantages indiscutables par la rapidité de leur action. C'est ce caractère séduisant qui les fit admettre en thérapeutique, mais ont-ils une action prolongée ? C'est l'objection qu'on leur fait fréquemment. Certes, nous connaissons tous les résultats souvent néfastes des traitements insuffisants ou insuffisamment prolongés et, dans les premiers temps de cette médication, ces accidents furent très fréquents. Nous étions encore sous l'influence des idées d'Ehrlich sur la *therapia sterilisans magna* : il préconisait des injections peu nombreuses et aussi fortes que possible, alors que l'étude des faits montre au contraire la nécessité d'injections nombreuses, mais faibles au début. Si bien qu'actuellement le traitement par les arsenicaux est un traitement chronique, long et délicat à manier.

Nous en connaissons bien les résultats immédiats, mais nous ne pouvons faire que des hypothèses sur les résultats tardifs. Je sais bien que des malades ayant subi des traitements suffisants par ces médicaments présentent depuis longtemps les signes négatifs qui peuvent faire penser à la guérison, mais il faut aussi se rappeler que la syphilis est une maladie chronique qui, pendant des années, peut sembler guérie et se réveiller tout à coup après des périodes silencieuses extrêmement longues ; cette persistance de vitalité chez le spirochète est encore plus frappante si nous envisageons la syphilis héréditaire : un hérédo peut n'avoir de manifestations de sa maladie que très longtemps après sa naissance ; bien mieux, il peut même la transmettre sans jamais en avoir présenté de symptômes.

Si nous insistons sur ces faits, ce n'est pas pour diminuer le rôle des sels arsenicaux dans le traitement de la syphilis ; nous en reconnaissons l'efficacité immédiate, bien supé-

rieure à celle du mercure, mais nous n'en connaissons pas
l'action tardive à longue échéance ; si l'on met en parallèle
la vitalité considérable du parasite, nous ne pouvons pas
juger la question en une douzaine d'années d'expérience ;
c'est à nos successeurs qu'il appartiendra de résoudre ce
problème.

Les *composés iodés* n'ont qu'un rôle très effacé, compara-
tivement aux précédents médicaments, dans le traitement
de la syphilis ; ils peuvent, dans les manifestations chroniques, remplacer le mercure et l'arsenic ou se substituer
à eux s'ils ne donnent pas de résultat satisfaisant, mais
sur les accidents aigus et contagieux, leur action est presque
nulle. Ce sont d'utiles adjuvants qui, par leur pouvoir
résolutif, antiscléreux, seront donnés entre des séries de
cures intensives ou chez les vieux syphilitiques auxquels
un traitement actif n'est plus nécessaire.

B. — FAUT-IL ASSOCIER CES MÉDICAMENTS ?

A l'heure actuelle, l'accord est loin d'être fait sur cette
question. Les uns ont recours à l'emploi exclusif de l'un ou
l'autre ; d'autres les utilisent dans des cures alternées ;
d'autres enfin les donnent simultanément au cours de la
même cure.

Les partisans de l'*emploi exclusif* du mercure et de l'iodure dans le traitement de la syphilis sont de moins en
moins nombreux, et je me demande s'il existe encore des
médecins qui, pouvant employer les sels arsenicaux, n'y
ont pas recours de parti pris. Tout le monde en reconnaît
les effets remarquables, mais est-ce un argument suffisant
pour abandonner le mercure et ne se servir que de l'arsenic ?
Certains ont une telle confiance dans le traitement arsenical qu'ils l'emploient seul pendant toute la durée du traitement. Ils font des séries de dix, douze, quinze injections

de sels arsenicaux, pendant un temps plus ou moins long ;
l'expérience montre chaque jour que ces traitements doivent
être de plus en plus prolongés, si bien qu'à l'heure actuelle
le traitement par les sels arsenicaux relève des mêmes
principes que le traitement par les sels mercuriels. Nous
avons déjà exposé quelques-uns des motifs pour lesquels
nous ne sommes pas partisans du traitement exclusivement
arsenical ; nous les compléterons plus loin.

D'autres, surtout partisans du traitement arsenical,
n'osent pas abandonner le mercure ; ils font, de temps en
temps, entre les cures arsenicales, à des périodes plus ou
moins éloignées, des cures mercurielles ; d'autres n'injectent
le mercure qu'après plusieurs années de traitement arsenical et prennent le mercure comme traitement complé-
mentaire, craignant les inconvénients d'un trop long traitement arsenical ; c'est e traitement par *cures alternées* : il
n'est pas réglé, et chacun agit à sa guise et selon les circonstances. Dans cette catégorie viennent se ranger tous
ceux qui ont eu des ennuis avec les sels arsenicaux, ceux
qui les redoutent et ceux qui, par prudence, n'osent pas
abandonner franchement le mercure.

Je ne suis partisan ni de l'une, ni de l'autre de ces
méthodes et je préfère de beaucoup l'*emploi simultané* de
l'arsenic et du mercure dans le traitement de la syphilis.
Dès l'apparition des sels arsenicaux, je l'ai adoptée (1) surtout par prudence ; l'expérience m'a depuis démontré
qu'il ne fallait pas l'abandonner, et pour de multiples
raisons :

a. Tout d'abord, loin de se contrarier, l'action des sels
arsenicaux s'associe parfaitement à celle des sels mercuriels. Il n'y a entre eux aucune incompatibilité chimique et
ils peuvent être employés simultanément, à tel point
qu'actuellement les chimistes recherchent un composé
arsenico-mercuriel permettant d'administrer les deux sels

---

(1) P. RAVAUT, 606 et mercure (*Tribune médicale*, n° 10, oct. 1911).

en même temps ; j'ai même injecté souvent, sans le moindre inconvénient, simultanément, dans la même seringue, du cyanure de mercure et du novarsénobenzol. Les auteurs allemands, de plus en plus partisans de l'association du mercure et de l'arsenic injectés ensemble, se servent d'une spécialité contenant ces deux produits intimement mélangés.

En second lieu, leur action se complète : par son action eutrophique, l'arsenic augmente la tolérance du mercure qui parfois déprime ; de plus, si le mercure provoque quelquefois des accidents buccaux, intestinaux dans lesquels les spirilles semblent jouer le plus grand rôle, les sels arsenicaux corrigent cet effet ; de fait, je n'ai constaté qu'exceptionnellement la stomatite chez des malades soumis simultanément à ces deux médicaments.

De plus, bien qu'il soit exceptionnel de constater nettement l'apparition de l'arséno-résistance, je crois qu'elle existe beaucoup plus souvent qu'on ne le croit. Par l'exemple d'autres maladies à protozoaires, nous savons qu'il y a avantage à ne pas faire sans cesse la même thérapeutique ; dans le traitement de la syphilis, il est également bon de rompre à chaque instant l'accoutumance que les parasites peuvent contracter à l'égard de tel ou tel médicament.

Enfin il est un argument que l'on a opposé au traitement simultané par l'arsenic et le mercure, c'est le suivant. On a dit qu'en les associant, l'on augmentait ainsi leur toxicité : c'est évident et fatal s'ils sont injectés à des doses trop élevées ou trop rapprochées, mais dans ce cas on aura les mêmes accidents s'ils sont utilisés séparément. Je ne vois pas, s'ils sont employés convenablement, comment leur action toxique peut s'ajouter et par quel mécanisme ils deviennent ainsi plus dangereux ; chacun d'eux a ses affinités toxiques pour tel ou tel organe : l'arsenic pour le foie, le mercure pour le rein. Il est heureux qu'ils ne s'attaquent pas tous deux au même organe : simultanément, ils ne m'ont jamais paru plus dangereux que séparément ou alternati-

vement. Depuis dix ans, je les emploie toujours simultanément et je n'ai qu'à m'en louer : les effets thérapeutiques
sont bien meilleurs, plus rapides et surtout beaucoup plus
durables ; les accidents d'intolérance ou d'intoxication me
paraissent beaucoup plus rares chez les malades soumis au
traitement mixte que chez ceux qui ne reçoivent que des
sels arsenicaux. Aussi je ne comprends pas l'argument de
M. Pinard lorsqu'il vient dire que l'emploi simultané du
mercure et de l'arsenic empêche de donner les doses
nécessaires de l'un ou l'autre de ces médicaments. J'ai toujours pu donner les doses nécessaires ; je n'ai jamais vu
augmenter de ce fait l'intolérance à l'un ou l'autre ; j'ai pu
pousser mes doses jusqu'aux limites que j'aurais atteintes
si j'avais employé isolément ces médicaments.

Tous ces faits ont trait bien entendu à l'association du
mercure et du novarsénobenzol ; si l'on emploie l'arsénobenzol, qui est beaucoup plus choquant et traumatisant pour
le sang et les organes, qui détermine des réactions bien plus
fréquentes, il n'est pas étonnant, comme le signalait M. Pinard, que cette association soit mal tolérée ; si même il y a eu
des cas mortels, qui d'ailleurs n'ont pas été publiés, c'est bien
plus à l'arsénobenzol ancien qu'il faut les attribuer qu'au
mercure ou à leur association. Je n'ai jamais vu le novarsénobenzol et le mercure produire de semblables accidents.

b. En second lieu, c'est ensuite par mesure de prudence
que nous associons mercure et arsenic, ne voulant pas faire
courir à nos malades les risques d'une expérience qui ne
repose que sur une douzaine d'années. Avec une affection
d'une aussi longue durée que la syphilis, pouvant se prolonger pendant une et plusieurs générations, il faut une
très longue observation pour se prononcer sur l'avenir d'un
malade qui n'a reçu que ce seul mode de traitement ; nous
avons tout lieu et tout espoir de croire qu'il sera suffisant,
mais je crois prudent d'ajouter l'action du mercure qui est
une vieille connaissance.

Dans les premiers temps de la médication arsenicale, on

croyait avoir suffisamment traité les malades dès qu'ils avaient reçu quelques injections, et l'épreuve du temps a rapidement démontré leur insuffisance. Depuis l'on est obligé, par l'observation des faits et l'épreuve du temps, d'augmenter de plus en plus le nombre et l'intensité des doses, si bien que nous ne connaissons pas encore les limites auxquelles il faut s'arrêter. Ce que nous pensions définitif il y a quelques années ne l'est plus aujourd'hui ; que deviendront les règles que nous croyons pouvoir poser à l'heure actuelle ? Aussi, recherchant pour mes malades le maximum de garanties, je crois prudent de leur donner à la fois mercure et arsenic. Mieux vaut chasser le spirochète avec un fusil à deux coups : on double la sécurité sans augmenter les risques, bien au contraire ; je n'insiste pas davantage.

c. En troisième lieu, l'action du mercure permet, s'il est nécessaire, de tempérer et de modérer l'action trop brutale des arsénobenzènes. Nous savons depuis longtemps que, pour empêcher les réactions fébriles et locales produites par les premières injections de sels arsenicaux, il suffit d'injecter auparavant quelques doses de sels mercuriels. Si l'on étudie ce qui se passe du côté du système nerveux, cette action est encore plus nette. En effet, dès le début des injections d'arsénobenzol ancien, j'avais déjà noté (1) la fréquence des réactions méningées à la suite de ces injections ; depuis, la connaissance des neuro-récidives n'a fait que confirmer ces constatations. Plus cette action est violente et brutale, plus le médicament choque les organes ou se modifie dans le sang, plus ces complications doivent être redoutées, surtout si les traitements consécutifs sont insuffisants. Les accidents nerveux étaient beaucoup plus nombreux et plus graves autrefois, ainsi d'ailleurs que les fausses réinfections (2) que j'ai assimilées à ces acci-

---

(1.) P. RAVAUT et CAIN, Les indications et contre-indications du 606 (*Journal médical français*, 15 octobre 1911).

(2.) P. RAVAUT, Récidives et réinfections après traitement de la syphilis récente par le salvarsan (*Presse médicale*, 13 sept. 1913, n° 75).

dents. Les uns et les autres étaient le fait de la violence des réactions déterminées par l'ancien arsénobenzol, des précipités que produisaient des solutions mal neutralisées et de l'insuffisance des traitements.

Depuis l'apparition des novarsénobenzènes et de la prolongation des traitements, ces accidents sont beaucoup plus rares, mais la fréquence des réactions méningées n'a pas diminué. D'après des statistiques récentes (Gennerich), certains auteurs les trouveraient plus fréquentes chez les malades qui n'ont reçu que des traitements arsenicaux. Pour ma part, en examinant de nombreux liquides céphalo-rachidiens, j'ai été frappé de la fréquence des réactions albumineuses pures, sans réaction cellulaire, ni réaction de fixation positive, chez des malades n'ayant reçu que des sels arsenicaux et examinés longtemps après la cessation du traitement. Ce ne sont là que des faits d'attente, méritant des observations plus complètes et plus prolongées, mais ils montrent que le dernier mot n'est pas dit sur l'influence tardive des traitements purement arsenicaux. C'est une des raisons, s'ajoutant aux autres, pour lesquelles je crois encore plus qu'avant nécessaire l'association arsenico-mercurielle.

d. Si l'on s'en rapporte aux résultats que l'on peut constater chaque jour, aussi bien sur les malades de ville qu'à l'hôpital, il est facile de vérifier la supériorité du traitement mixte arsenico-mercuriel sur le traitement exclusivement arsenical ou mercuriel. Je ne puis ici que signaler ces faits, me réservant plus tard d'en fournir la preuve.

e. Je ne suis d'ailleurs pas le seul à partager cette opinion. De plus en plus, ceux sur lesquels les sels arsenicaux avaient, au début, exercé une séduction si profonde, et paraissant si complète qu'ils avaient oublié le mercure, semblent maintenant revenir peu à peu au traitement mercuriel. Je ne veux pas faire de personnalités, mais il suffirait de lire les articles écrits il y a une douzaine d'années ou de relire les communications faites à la Société

de dermatologie pour suivre les phases de cette évolution.
A l'étranger, ce revirement est encore plus net ; en Angleterre, et surtout en Amérique, le traitement mixte arsenico-
mercuriel est de plus en plus employé, mais c'est surtout
en Allemagne, le pays d'origine du 606, que les critiques
contre l'usage exclusif des sels arsenicaux sont les plus
vives ; la plupart des auteurs associent l'arsenic non seulement au mercure, mais à d'autres produits comme le
Silbersalvarsan.

Notons enfin, en terminant ce plaidoyer, que d'autres
auteurs vont encore plus loin : ils associent l'iode, sous
différentes formes, au mercure et à l'arsenic et les admi-
nistrent simultanément.

C. — INDICATIONS GÉNÉRALES SUR LE TRAITEMENT

Ces indications résultent directement des notions que
nous avons développées au début de ce volume sur le
mode d'évolution du spirochète dans l'organisme. Nous
serons donc assez bref sur ce sujet.

a. Le traitement doit être aussi précoce que possible.

S'il s'agit d'un malade récemment contaminé et dont le
chancre vient d'apparaître, il faut d'abord en reconnaître
avec certitude la nature par la recherche du spirochète
dans le chancre ou même dans les ganglions. Il ne faut pas
qu'avant de consulter, le malade en ait altéré l'aspect par
des cautérisations intempestives susceptibles d'en retarder
le diagnostic d'abord et le traitement dans la suite.

Aussitôt le diagnostic posé, le traitement sera institué,
mais à ce moment-là seulement, car il est préférable de faire
attendre le malade quelques jours pour avoir la certitude
du diagnostic. Trop souvent, voyant disparaître ses accidents et d'autres ne survenant plus, il finit par douter
du diagnostic, et, ou bien ne se traite plus, ou accuse son

médecin d'erreur, ou lui reproche de faire un traitement inutile.

En outre, j'insiste sur l'importance de la précocité du traitement sur l'évolution ultérieure de la syphilis ; plus elle est jeune, plus elle peut être facilement réduite, et inversement.

b. Le traitement doit être mené prudemment au début, mais aussi vigoureusement que possible.

Il ne faut pas commencer brutalement le traitement de la syphilis, sous peine de déterminer des réactions violentes et même quelquefois mortelles ; c'est ce qui se produisit lors de l'introduction du 606, et nous connaissons tous les accidents graves qui marquèrent le début de la méthode. Il faut au contraire, par un traitement doucement mené, atténuer en quelques jours la virulence du spirochète, puis ensuite l'attaquer franchement et vigoureusement jusqu'aux limites de la tolérance du malade. Ainsi que nous l'avons déjà dit, il nous paraît nécessaire de recourir à des injections espacées, mais à doses aussi élevées que possible ; il est préférable d'attaquer par de fortes vagues d'assaut plutôt que par une infiltration faible, mais continue.

c. Le traitement doit être complet, c'est-à-dire qu'il ne doit pas être insuffisant, soit que l'on n'emploie pas les doses nécessaires, soit qu'on l'interrompe en cours de route. Ce principe est surtout vrai au début de la syphilis traitée par les sels arsenicaux. Un traitement insuffisant crée une sorte d'anarchie dans l'évolution de la syphilis : les récidives, surtout celles qui se font au niveau du système nerveux, sont plus fréquentes, plus graves dans leurs conséquences. et mieux vaudrait ne pas se servir d'arsenic que de l'employer à doses insuffisantes.

Il y a longtemps que j'ai montré, par des analyses du liquide céphalo-rachidien, qu'un traitement incomplet par les sels arsenicaux pouvait être parfois plus nuisible qu'utile ; c'est une raison de plus pour leur associer toujours le mercure.

Pour être complet, enfin, le traitement doit être poursuivi non seulement après la disparition des accidents, mais continué parfois très longtemps après. Nous verrons qu'il est assez délicat de fixer la limite à laquelle il doit être interrompu, car les signes cliniques disparaissent vite et les signes humoraux peuvent induire en erreur ; l'expérience et l'épreuve du temps associées aux données précédentes sont les meilleurs guides. En matière de traitement de la syphilis, il faut toujours penser à la chronicité de l'affection, à la longueur des périodes silencieuses et tout faire pour éviter de se trouver en présence d'un fait acquis ; le traitement devrait toujours être préventif et jamais l'on ne devrait être obligé d'appliquer un traitement curatif.

d. Enfin il ne faut pas se renfermer dans un cadre trop étroit et vouloir appliquer des formules fixes de traitement. Chaque malade fait sa syphilis à sa façon et le terrain qu'il offre au spirochète varie avec chacun. Il faut être souple, savoir apprécier la tolérance du malade, varier les moyens d'attaque et surtout ne pas négliger de traiter l'état général. Je suis de plus en plus persuadé que le genre de vie, les prédispositions humorales, les affinités chimiques de certains tissus, en un mot tout ce que nous comprenons sous le terme général de diathèse, représentent des facteurs très importants dans l'évolution et la détermination des diverses localisations de la syphilis.

D. — RÉALISATION PRATIQUE DU TRAITEMENT AUX DIFFÉRENTES PÉRIODES DE LA SYPHILIS

Le traitement de la syphilis poursuit deux buts : tout d'abord faire disparaître le plus rapidement possible **toutes** ses manifestations, surtout celles qui sont contagieuses ; puis ensuite détruire, par un traitement systématiquement prolongé, par des séries de cures successives, les foyers profonds entretenant la maladie. Ces deux buts seront atteints par des traitements d'attaque. Plus tard, lorsque la maladie semble éteinte, dans l'impossibilité de prononcer sa guérison, nous conseillons, par prudence, des traitements d'entretien. Enfin, dans des circonstances spéciales, il est possible de faire avorter la maladie, et mieux de la prévenir. Voyons d'abord ce que l'on peut faire dans l'une ou l'autre de ces éventualités.

1º Traitement préventif.

Chez un sujet qui a eu des rapports avec un syphilitique présentant des accidents contagieux, ou qui s'est exposé d'une façon quelconque à une contagion très probable, il semble possible d'empêcher le développement du spirochète. Je dis avec intention qu'il semble possible d'obtenir ce résultat, car nous n'en aurons jamais la preuve : ou le malade ne s'est pas contaminé et le traitement n'est qu'inutile, ou bien il s'est contaminé, le traitement empêche l'apparition du chancre et en même temps la possibilité de prouver que le sujet a été infecté. Dans ce dernier cas, le traitement a rempli son but, mais impossible de le prouver.

Dans un seul cas, expérimental il est vrai, l'efficacité du traitement préventif a paru démonstrative : un médecin anglais (Dr Magian), après s'être inoculé l'exsudat d'un chancre, se fit, une heure après l'inoculation, une injection intraveineuse de 0^{gr},60 de 606 ; aucun accident syphilitique ne se manifesta dans les délais habituels ni ultérieurement et la réaction de Bordet-Wassermann se montra négative en série. Il ne s'agit que d'un cas isolé ; il serait intéressant de reprendre cette expérience et de la confirmer expérimentalement.

Quoi qu'il en soit, si l'on joint certains faits cliniques rapportés par différents auteurs (Lacapère, Fournier et Guénot) à ce fait expérimental, il paraît possible de prévenir l'apparition de la syphilis. Ce traitement semble donc légitime chaque fois qu'il y a des risques de contagion, même très probables ; en particulier, je crois prudent de l'appliquer chez certains malades présentant des chancres mous suspects, tant sont fréquents les chancres mixtes.

Plusieurs syphiligraphes (Thibierge, Queyrat, Darier) ne partagent pas cet avis et, chez un malade présentant un chancre mou pouvant faire craindre l'infection secondaire par le spirochète, ils préfèrent attendre l'apparition du chancre syphilitique. Or, pour traiter le chancre mou, l'on est obligé d'appliquer des antiseptiques qui, dans la suite, gêneront beaucoup ou même empêcheront la constatation du spirochète ; les doutes dans ce cas ne font qu'augmenter et il faut attendre l'apparition de la réaction de fixation, ce qui retarde beaucoup le diagnostic, car ni l'aspect du chancre, ni la présence des ganglions ne peuvent être caractéristiques chez un malade qui vient d'avoir un chancre mou sur lequel des antiseptiques ont été appliqués. N'eût-il pas été plus simple dans ces cas, puisque ces auteurs eux-mêmes sont partisans du traitement préventif, de faire bénéficier ces malades de l'efficacité reconnue de ce mode d'intervention? on objectera que je ne saurai jamais si j'ai ou n'ai pas prévenu la syphilis chez ces malades, mais il en est de même pour tout traitement préventif.

Comme traitement, je conseillerai trois injections intra-veineuses de novarsénobenzol aux doses de 0^{gr},15, 0^{gr},30, 0^{gr},45 à six jours d'intervalle ; entre chacune d'elles, faire trois injections intraveineuses de cyanure de mercure à 1 ou 2 centigrammes. Après ce traitement, il est nécessaire d'examiner le malade de temps en temps pour s'assurer qu'il n'apparaît pas de chancre, puis d'analyser deux fois le sang cinquante jours et soixante-dix jours après la date de la contagion possible. C'est un traitement dont l'on ne pourra connaître que l'inefficacité si la syphilis apparaît, mais dont l'on ne pourra jamais prouver l'efficacité puis qu'il est impossible de prouver si la contagion s'est faite réellement.

2° **Traitement abortif.**

Entre le moment de la contamination et celui de l'apparition du chancre s'écoulent vingt à trente jours ; pendant ce temps, nous l'avons vu, le spirochète progresse par les lymphatiques jusqu'aux ganglions et même les dépasse, ainsi que l'ont prouvé la constatation de manifestations nerveuses, osseuses, hépatiques, etc., avant l'apparition de la roséole et même quelquefois du chancre lui-même. Si bien que lorsque la réaction de fixation apparaît, environ vers le quarante-cinquième jour après la contamination, soit environ quinze jours après le chancre, ou bien lorsque l'on constate les premiers accidents secondaires, il y a long-temps déjà que le spirochète a dépassé les limites du chancre et des ganglions. Peut-être existe-t-il une première étape lymphatique, puis une deuxième sanguine, toujours est-il qu'il ne faut pas voir dans le chancre un accident purement local, mais bien se figurer qu'à cette période la syphilis s'est étendue beaucoup plus loin qu'on ne le pensait jusqu'alors. Néanmoins, si le diagnostic est fait aussitôt après son apparition, alors que la réaction du sang est encore négative, et que bien entendu aucun accident secondaire n'est encore apparu, il est possible d'essayer un traitement abortif. Malheureusement, nous ne pouvons pas fixer les limites exactes dans lesquelles ce traitement peut être tenté avec succès ; pendant les quinze jours qui séparent l'apparition du chancre et celle de la réaction de fixation, on peut le tenter, avec d'autant plus de chances de succès que l'on se rapproche davantage de la date de son début. Bien qu'à ce moment le chancre ne représente plus un accident local, les spirochètes disséminés dans l'organisme ne sont pas encore organisés dans les tissus et il semble encore possible de les détruire facilement à cette période.

De ces faits résulte une première notion : c'est qu'il est illusoire et dangereux de croire qu'il est possible de faire avorter la syphilis en s'adressant uniquement au chancre : l'éradication, la cautérisation, les injections stérilisantes intrachancreuses ne peuvent en aucune façon faire avorter la syphilis ; elles sont dangereuses, car elles peuvent faire croire à une stérilisation qu'il est impossible d'obtenir à cette période par un traitement purement local. Il faut, pour obtenir le succès, faire des injections intraveineuses précoces, fortes et suffisamment prolongées.

Je commence aussitôt le traitement par une injection intraveineuse de novarsénobenzol (0^{gr},15 d'abord), puis quatre injections intraveineuses de cyanure de mercure à 1 ou 2 centigrammes (une chaque jour), et le cinquième jour 0^{gr},30 de novarsénobenzol ; je continue le traitement en faisant sept autres injections arsenicales : une tous les huit jours, aux doses de 45, 60, 75, 90, 90, 90, 90 centigrammes; entre chacune d'elles, je fais soit quatre injections de cyanure, soit une injection de 5 centigrammes de calomel, soit une injection d'huile grise à la dose de VI gouttes d'huile à 40 p. 100. Certes, le traitement pourrait être moins intense, mais dans l'incertitude il vaut mieux pécher par excès que par défaut. Les chiffres que j'indique n'ont rien d'absolu, et il appartient au médecin de les adapter à la tolérance du malade et de les modifier selon les circonstances ; nous ne les donnons qu'à titre d'indication.

Pour savoir si ce traitement abortif est réussi, il faut suivre le malade attentivement pendant la première année, faire tous les trois mois un examen du sang et à la fin de cette première année un examen du liquide rachidien, surtout si l'on doit abandonner le traitement. Si, au bout de trois ans, aucun accident ne s'est manifesté et si la réaction du sang s'est toujours montrée négative et que la ponction lombaire, pratiquée au bout de ces trois années, montre que le liquide céphalo-rachidien est toujours normal, on peut considérer le malade comme guéri. Dans ces conditions

on peut conseiller le mariage. Si certains auteurs ont préconisé des traitements moins intenses, une période d'observation plus courte, je crains qu'ils n'aient des surprises et
je crois prudent de considérer ces chiffres et ces données
comme un minimum.

3° **Traitement d'attaque**.

Lorsque le spirochète a franchi la barrière lymphatique
et s'est répandu dans tous les tissus de l'organisme, lorsque
la réaction de fixation du sang est devenue positive, lorsqu'en un mot la septicémie syphilitique est depuis longtemps réalisée, il n'est plus question d'essayer un traitement abortif. Le parasite a infecté l'individu tout entier ;
dans certains organes il s'est déjà installé et retranché et
il ne faut pas espérer le déloger ou le tuer sur place par
quelques injections seulement. Si l'on ne considère que les
résultats superficiels, le blanchiment du malade, il est
évident que les résultats seront surprenants par leur rapidité, mais si l'on pense que les foyers profonds, qui, eux,
ne se révèlent par aucun signe, n'en subsistent pas moins,
l'on est forcé de reconnaître que le traitement doit être
longtemps poursuivi. C'est par des séries répétées de cures
dites d'attaque qu'il faut essayer, non seulement de réduire
le parasite au silence, mais de le détruire sur place. Ces
cures ne doivent pas être uniquement le traitement de la
syphilis commençante, mais elles doivent être utilisées
chaque fois que les signes cliniques, les signes humoraux
et l'étude du malade mettent en évidence ou font soupçonner l'existence de foyers parasitaires. Là où est le spirochète, là où on le soupçonne, il faut l'attaquer et ne pas
attendre que ce soit lui qui donne le premier signe de vie.
Une fois l'intervention thérapeutique décidée, il faut
l'appliquer rigoureusement et suffisamment longtemps, car
les traitements incomplets ou insuffisants sont quelquefois
plus dangereux qu'utiles.

Ces cures d'attaque sont donc en somme le traitement de fonds de la syphilis, celles que l'on mettra en œuvre contre toutes ses manifestations, aussi bien cliniques qu'humorales, ou chaque fois que l'on soupçonne des foyers latents qu'il faut détruire à tout prix. Souvent aucun signe n'en manifeste l'existence, mais nous savons par l'expérience que ce sont eux qui font de la syphilis la maladie chronique que nous connaissons et contre laquelle nous ne pouvons lutter que par un traitement systématiquement prolongé.

Traiter une maladie parasitaire, c'est attaquer le parasite pour le détruire ; aussi, dans le traitement de la syphilis, les cures d'attaque doivent être aussi longtemps répétées que l'on en redoute la persistance.

On peut ainsi schématiser la réalisation pratique de cette cure d'attaque.

Telle que nous la préconisons, elle est bien supportée par un individu jeune et non taré. Le nombre et les doses des injections seraient modifiés si la résistance du malade et des signes d'intolérance ne permettaient pas de l'appliquer intégralement. Enfin, il faut, surtout au début de la syphilis, la surveiller attentivement.

a. Vérifier l'état général du malade : examen des urines, état des dents, état du système nerveux, etc...

b. Faire pendant quatre jours une injection d'un sel mercuriel soluble (injection intraveineuse de 1 ou 2 centigrammes de cyanure de mercure de préférence) ; ce traitement préventif a pour but d'atténuer la virulence du parasite et de diminuer l'intensité de la réaction déterminée par la première injection d'arsenic.

c. Faire dix injections intraveineuses de novarsénobenzol à doses croissantes : une par semaine. La dose initiale peut être de 0ᵍʳ,15 ou 0ᵍʳ,30. La dose maxima ne pourra qu'exceptionnellement dépasser 0ᵍʳ,90 et atteindre 1ᵍʳ,20.

d. Entre chaque injection, pendant cet intervalle de six jours, faire quatre injections d'un sel mercuriel soluble (soit un centigramme de cyanure de mercure par voie veineuse, soit un centigramme de biiodure ou de benzoate de mercure par injection intrafessière). A la place des sels solubles, l'on pourra faire, trois jours après chaque injection arsenicale, une injection d'huile grise à 40 p. 100 ou d'amalgame de mercure et d'argent (VI gouttes représentant 6 centigrammes de mercure) ou de calomel (5 centigrammes de calomel). Si même enfin ces piqûres n'étaient pas possibles, on pourrait recourir au traitement par voie buccale, ou aux frictions mercurielles.

e. *Le malade aura reçu en l'espace de trois mois dix injections intraveineuses arsenicales et quarante-quatre injections d'un sel mercuriel soluble ou dix injections d'un sel insoluble.*

Selon la période de la maladie à laquelle le traitement est institué, ces cures seront répétées pendant un temps plus ou moins long.

Si la syphilis est attaquée entre la période du chancre et celle à laquelle apparaissent les accidents secondaires, il est constant de ne pas les voir survenir ; si la réaction de fixation était positive, elle devient assez rapidement négative, mais il ne faut pas se fier à ces succès, car ils ne sont qu'éphémères si le traitement n'est pas systématiquement continué. Je crois nécessaire de le prolonger pendant trois années au moins. La première année, on fera trois cures analogues en mettant un mois d'intervalle entre la première et la deuxième, puis deux mois entre la deuxième et la troisième. La deuxième année, on pourra faire trois cures de huit injections de novarsénobenzol chacune ; la troisième année, trois cures de six injections chacune ; entre chaque injection de novarsénobenzol, il est bien entendu que le traitement mercuriel est mis en pratique comme nous l'avons indiqué. Entre chacune de ces cures, l'on pourra faire prendre au malade de l'iode sous forme de teinture d'iode ou liquide de Lugol par voie buccale. Si ce traitement est bien suivi, l'on ne doit constater aucun signe clinique et la réaction du sang doit rester toujours négative. Après ces trois an-

nées de traitement et au début ou au cours de la quatrième année de la syphilis, nous pratiquons l'examen du
liquide céphalo-rachidien. S'il est positif, il faut continuer le traitement jusqu'à la disparition des réactions ;
s'il est négatif, ainsi que celui du sang, le traitement peut
être très ralenti, mais continué pendant la quatrième et
la cinquième année. En somme, pour une syphilis prise
dès son début, nous conseillons trois ans de traitement
actif et deux ans de traitement moins actif, à condition
que les signes cliniques et humoraux n'en indiquent
pas une prolongation plus grande.

*Si le traitement est indiqué par des manifestations diverses
survenant au cours de la syphilis*, c'est par des cures d'attaque, calquées sur la précédente, que nous croyons utile
de combattre le parasite. Nous ne pouvons ici envisager
tous les cas possibles, mais il appartiendra au médecin
de proportionner l'intensité et la durée de son traitement
au but à atteindre et à la résistance du malade.

Il est toujours dangereux de vouloir donner des **règles**
trop précises, car chaque malade constitue un cas particulier et comporte des indications spéciales auxquelles le
traitement doit s'adapter avec souplesse.

Il nous paraît impossible également de fixer *un traitement
s'appliquant aux différentes localisations de la syphilis*.
Chacune d'elles représente une manifestation de la syphilis
qu'il faut combattre par des cures d'attaque. Ce qu'il
faut discuter, ce n'est pas l'opportunité du traitement, car
tout le monde reconnaît qu'il faut employer celui qui
donnera le maximum d'effets, mais l'appréciation de l'intensité et de la durée qu'il faut lui donner. Selon l'importance de l'atteinte, selon la fragilité du tissu sur lequel elle
porte, selon la résistance, l'âge du malade et bien d'autres
facteurs, il faut savoir mettre en œuvre le traitement le
plus actif, sans toutefois qu'il devienne nuisible. C'est
affaire d'appréciation, qui peut varier à chaque instant et
pour laquelle rien ne peut être indiqué d'avance. Signalons

cependant que dans la syphilis nerveuse nous avons obtenu (1) d'excellents résultats par l'emploi des injections intrarachidiennes de novarsénobenzol associées au traitement d'attaque. Contrairement à ce qu'ont écrit certains auteurs, cette méthode peut être efficace, mais la technique en est très délicate.

En procédant ainsi par des *cures d'attaque successives*, en les proportionnant au but à atteindre, en prolongeant leur usage le temps nécessaire, le médecin possède dans cette combinaison arsenico-mercurielle la meilleure arme, à notre avis, qu'il puisse opposer à la syphilis. Il pourra l'utiliser chaque fois qu'en présence d'un accident douteux, les signes cliniques et biologiques ne lui fournissant pas la réponse qu'il cherche, il aura besoin d'un traitement actif pour faire la preuve de la nature de la lésion devant laquelle il hésite. Souvent, par la rapidité de son action, ce *traitement d'épreuve* lui indiquera la voie qu'il doit suivre.

4° **Traitement d'entretien ou de sécurité.**

Lorsque les cures d'attaque successives ont fait disparaître les signes cliniques et biologiques de la maladie ; lorsque, par leur prolongation, le médecin estime avoir détruit les foyers profonds latents ; en un mot, lorsqu'il croit avoir mis son malade à l'abri des récidives et des accidents ultérieurs, il semble qu'il serait rationnel de cesser tout traitement. Malheureusement, nous ne possédons pas de critérium certain permettant d'affirmer la guérison et, dans le doute, je crois prudent de le maintenir sous l'influence thérapeutique pendant encore assez longtemps. Ce *traitement d'entretien* ou de sécurité n'a pas besoin d'être très actif. Alors que par les cures d'attaque il faut frapper rapide-

(1) P. Ravaut, Arbeit et Rabeau, Les injections intrarachidiennes dans le traitement de la syphilis nerveuse (*Paris médical.* 13 nov. 1920).

ment et vigoureusement, dans les cures d'entretien, l'activité thérapeutique n'a plus la même nécessité.

Les meilleurs médicaments me paraissent être le mercure et l'iode. Le premier pourra être administré sous forme de piqûres d'huile grise ou d'Arquéritol ; faites par séries de six, huit, dix, une tous les huit ou dix jours, elles ne fatiguent pas le malade et ne le dérangent pas ; si les piqûres ne sont pas possibles, le traitement par voie buccale trouvera ici ses indications.

L'on aura recours aux pilules de Dupuytren ou aux cachets de protoiodure dont nous avons déjà donné la formule : ils pourront être donnés les trois premiers jours de chaque semaine par séries plus ou moins longues.

L'iode sera donné soit entre chaque injection mercurielle, soit entre chaque cure mercurielle, sous forme d'iodure de potassium ou mieux de teinture d'iode ou de liquide de Lugol ; ce dernier me paraît très bien toléré et souvent beaucoup plus actif que l'iodure de potassium.

Telles sont, rapidement esquissées, les principales indications du traitement de la syphilis ; mais, en terminant, nous répéterons une fois de plus que si nous n'avons pas insisté sur les modes de traitement variant avec les périodes, avec les formes de la syphilis, etc., c'est parce que nous estimons que ses diverses manifestations doivent être attaquées toujours vigoureusement, sur n'importe quel terrain qu'elles se manifestent. Ce n'est que par des cures d'attaque, aussi longtemps prolongées qu'il sera nécessaire, que le médecin peut espérer juguler le spirochète ; dans cette lutte, il ne doit pas être l'esclave de formules fixées d'avance, mais il doit à chaque instant, tout en donnant à son traitement le maximum d'activité, se soumettre à la tolérance de son malade et subordonner sa thérapeutique à l'évolution de la maladie.

E. — LES GUIDES DE LA DIRECTION DU TRAITEMENT

Nous voudrions, en terminant ce chapitre, donner quelques indications rapides et pratiques sur les trois grands guides qui vont permettre au médecin de diriger et d'orienter son traitement. Ce sont : l'étude des symptômes cliniques, la recherche des signes humoraux et l'épreuve du temps.

a. *Étude des symptômes cliniques.* — Il est évident, et personne ne discute le fait, que la constatation de symptômes cliniques, quels qu'ils soient, doit entraîner l'intervention thérapeutique immédiate ; elle doit être prolongée aussi longtemps que persistent les manifestations. Selon leur siège, leur ancienneté, le degré de leur pénétration dans les tissus, ces lésions seront plus ou moins résistantes au traitement : c'est alors qu'il faudra varier la thérapeutique et l'adapter avec souplesse aux circonstances. Dans la suite, il importera de savoir distinguer la lésion active, habitée, c'est-à-dire celle qui renferme encore des spirochètes vivants et sur laquelle le traitement peut encore agir, de la lésion sclérosée, c'est-à-dire celle qui n'est qu'un reliquat, qui est déshabitée et sur laquelle le traitement, ne pouvant avoir d'action, ne peut que nuire à l'état général du malade. C'est surtout en matière de syphilis viscérale que cette question se pose à chaque instant ; c'est affaire d'appréciation. Souvent, cependant, l'étude des signes humoraux peut aider le clinicien, mais leur interprétation demande une grande prudence.

b. *Étude des signes humoraux.* — Nous envisagerons les réactions du sang et celles du liquide céphalo-rachidien.

L'étude de la réaction de Bordet-Wassermann du sang, très utile souvent pour le diagnostic de la syphilis, ne saurait être un guide fidèle pour la direction du traitement. En dehors des difficultés et des incertitudes de la technique, qui, même entre les mains d'excellents techniciens, donne souvent, pour un même sérum, des résultats contradictoires, j'estime qu'il est dangereux d'en tirer des conclusions presque mathématiques sur la mesure de l'infection syphilitique. Beaucoup d'auteurs admettent qu'une réaction de Bordet-Wassermann négative persistante indique l'extinction de l'infection et, par suite, l'abandon du traitement ; inversement, la persistance de la réaction serait en rapport avec la persistance de l'infection et nécessiterait la continuation du traitement. Rien n'est plus inexact ; les faits, chaque jour, se chargent de démontrer le contraire. Nous savons qu'au début de la maladie elle peut devenir rapidement négative et que, néanmoins, il faut continuer le traitement ; nous savons que, dans certaines formes de syphilis en pleine activité, elle peut être négative, et cela est d'autant plus vrai que l'infection est plus ancienne : en particulier pour le système nerveux, j'insiste depuis longtemps sur la fréquence de la négativité de la réaction du sang, avant et surtout après traitement, alors que les lésions nerveuses sont encore en pleine activité ; nous savons que, dans la syphilis héréditaire, la réaction du sang est très souvent négative alors que le traitement vient montrer qu'il s'agissait de lésions actives et parfaitement curables. Cette confiance dans l'infaillibilité de la réaction est tellement ancrée dans certains esprits que j'ai vu des malades chez lesquels des syphiligraphes compétents avaient refusé le traitement parce que la réaction était négative, et cependant ils présentaient des manifestations évidentes de syphilis qui guérirent par le traitement. En revanche, la réaction peut rester indéfiniment positive chez certains malades, sans qu'apparaisse la moindre manifestation, ainsi que j'ai pu le constater chez de vieux syphilitiques qui, parvenus au terme de leur existence, présentaient une réaction positive sans la moindre manifestation clinique : peut-être qu'un traitement trop actif fait longtemps auparavant eût été plus nuisible pour eux que la persistance de la réaction. Toujours est-il qu'ils ont atteint un âge très avancé sans présenter le moindre accident et avec une réaction positive.

Enfin, je n'insiste pas sur les erreurs d'interprétation que peuvent provoquer les réactions positives, même passagères, constatées chez des malades qui n'ont pas la syphilis.

Pour parer à toutes ces causes d'erreur, l'on a essayé d'étudier la réaction du sang en série et certains auteurs ont cru pouvoir conclure qu'une réaction constamment négative, suivie pendant très longtemps, pouvait faire penser à la guérison de la syphilis. Ici encore il faut s'incliner devant les faits, et les exemples ne manquent pas de malades qui, après de longs mois et mieux plusieurs années de réactions négatives, ont présenté dans la suite des accidents, ou procréé des enfants entachés de syphilis.

Cette question a fait couler des flots d'encre et je ne veux pas prolonger cette discussion, mais ces quelques faits me semblent suffisants pour montrer combien il est dangereux de se fier uniquement à l'évolution de la réaction de fixation du sang pour diriger le traitement.

Il n'est pas de méthode permettant à l'heure actuelle de mesurer l'intensité de l'infection syphilitique et encore moins d'en assujettir l'évolution à des lois ; pour que la syphilimétrie fût possible, il faudrait au moins que la réaction fût constamment positive chez les syphilitiques présentant des accidents : or l'examen des faits montre qu'elle est souvent négative chez des malades porteurs de lésions évidentes et encore plus souvent chez des hérédos que le traitement améliore. De plus, n'étant pas spécifique, elle ne peut avoir de valeur absolue et ses données ne doivent pas être admises sans discussion ; c'est un symptôme qu'il faut rechercher et savoir interpréter ; en ce qui concerne son utilisation dans la direction du traitement, nous ne pouvons que répéter ce que nous avons déjà écrit il y a longtemps (1) :

(1) P. Ravaut, Les erreurs d'interprétation de la réaction de Wassermann (*Annales de dermatologie et de syphiligraphie*, n° 5, mai 1914). — P. Ravaut, Que peut-on demander à la réaction de Wassermann ? (*Journal médical français*, janvier 1919).

« Il serait dangereux de lui faire jouer un trop grand rôle dans la direction du traitement. Le médecin doit s'efforcer de la rendre négative et de la maintenir telle ; chez les vieux syphilitiques, il est parfois impossible de faire virer la réaction. Une réaction négative ne suffit pas à elle seule pour faire considérer le malade comme guéri et faire suspendre le traitement. »

L'*étude du liquide céphalo-rachidien*, par la recherche des réactions cytologiques, albumineuses et de fixation de Bordet-Wassermann, est utile dans la direction du traitement en nous renseignant sur l'état du système nerveux au cours de la syphilis. Les manifestations nerveuses étant les plus fréquentes et les plus graves, il importe de les dépister dès leur apparition, pendant leur période de latence, avant qu'elles ne se manifestent cliniquement ; c'est dans ces conditions que peut être utile l'examen du liquide rachidien, puisque la constatation d'une réaction équivaut à un symptôme et constitue une indication formelle de traitement, ainsi que je l'ai proposé pour la première fois en 1902.

En effet, nous savons par les examens histologiques d'une part, et d'autre part par l'observation de malades longtemps suivis, que la méningo-vascularite syphilitique qui engendre ou accompagne la plupart des lésions nerveuses de la syphilis reste latente et évolue sourdement pendant longtemps, parfois plusieurs années, avant de se révéler par un symptôme clinique. Or, pendant toute cette phase d'évolution latente, l'on peut, par des ponctions lombaires faites systématiquement, retrouver dans le liquide céphalo-rachidien le reflet de ces lésions méningées ; c'est dans ces conditions que la ponction lombaire acquiert toute son importance en mettant au jour des lésions qui évoluent silencieusement et dont le danger est d'autant plus redoutable qu'elles portent sur le système nerveux. Plus tard apparaît le symptôme clinique ; il paraît alors tout nouveau, mais en réalité il ne fait que traduire à l'extérieur la déchéance ou la destruction d'une partie du système nerveux, atteinte cependant depuis longtemps ; à ce moment, le médecin se trouve en présence d'un fait acquis et la thérapeutique est souvent impuissante. Aussi, en 1914 (1), ai-je proposé de distinguer deux étapes bien distinctes dans l'évolution de la plupart des syphilis nerveuses : la première, ou *période préclinique*, ne se traduit par aucun signe clinique et ne peut être mise au jour que par la ponction lombaire ; elle débute avec les premières lésions méningo-vasculaires déterminées par le spirochète, période d'une durée parfois très longue, pendant laquelle les organes atteints dégénèrent silencieusement, se détruisent et ne manifestent leur souffrance que tardivement, par l'apparition du premier symptôme clinique. C'est alors que commence la *seconde période* ou *clinique* : c'est à ce moment seulement que la seule étude clinique autorise le diagnostic de syphilis nerveuse ; il est souvent trop tard pour agir utilement.

Malheureusement la ponction lombaire ne peut pas être pratiquée à tout propos, car, bien que ne comportant aucun danger, elle peut gêner les malades par les maux de tête qu'elle occasionne quelquefois, en les obligeant à garder le lit plusieurs jours. Aussi, m'appuyant sur une statistique portant sur 1 000 malades, j'ai pu constater (2) que, pour en obtenir le maximum de renseignements, il fallait la pratiquer au cours de la quatrième et de la dixième années : c'est à ces deux périodes ou entre chacune d'elles que l'on aura le plus de chances de dépister la phase latente de la méningo-vascularite et de devancer ainsi l'éclosion des symptômes cliniques.

(1) P. RAVAUT, Comment dépister la syphilis nerveuse (*Annales de médecine*, n° 1, janvier 1914). Ce mémoire contient le résumé de toutes mes recherches sur ce sujet depuis 1902. — La période préclinique de la syphilis nerveuse (*Société de neurologie*, 9-10 juillet 1920).

(2) P. RAVAUT, Quand doit-on analyser le liquide céphalo-rachidien d'un syphilitique (*Presse médicale*, n° 57, 8 octobre 1919).

Si l'observation nous a montré la nécessité de pratiquer cette première ponction entre la troisième et la quatrième année, on ne peut lui reprocher d'être trop tardive, puisque, conseillant de traiter le malade pendant les trois premières années, une ponction plus précoce, fût-elle positive, ne saurait qu'en confirmer la nécessité. Cette règle, d'ailleurs, n'empêchera jamais le clinicien d'examiner le liquide rachidien de son malade chaque fois qu'il le jugera nécessaire.

Ainsi comprise, la ponction lombaire devient un guide important dans le traitement de la syphilis, car elle nous permet de mettre au jour un symptôme important de syphilis nerveuse, d'en suivre l'évolution et de nous indiquer de prolonger le traitement aussi longtemps que persisteront les réactions.

C'est la conclusion pratique, que, dès 1903 (1), je tirais de

(1) P. RAVAUT, Étude du liquide céphalo-rachidien chez les syphilitiques (*Annales de dermatologie et de syphiligraphie*, n° 1, janvier 1903). — Le liquide céphalo-rachidien des syphilitiques en période secondaire (*Annales de dermatologie et de syphiligraphie*, n° 7, juillet 1903).

Dans le premier mémoire j'écrivais, page 14 : « Nous pensons que chez les syphilitiques présentant un symptôme nerveux et même peut-être *systématiquement avant toute manifestation de cet ordre, il faut pratiquer l'examen cytologique du liquide céphalo-rachidien* : ainsi pourra-t-on déceler d'une façon précoce l'existence de lésions dont *les manifestations cliniques n'existent pas encore*. De plus, à un point de vue encore plus pratique, la constatation d'éléments cellulaires dans le liquide céphalo-rachidien d'un syphilitique *doit être suivie immédiatement d'un traitement énergique*, dont l'efficacité a pu être constatée à plusieurs reprises par la diminution de l'intensité de la réaction méningée et l'atténuation parallèle des accidents. »

Dans le second mémoire j'écrivais : « D'ailleurs, il ne faut pas s'étonner que ces troubles du côté du système nerveux ne se manifestent pas cliniquement : car ou bien ils disparaissent et seule la ponction lombaire a permis de les surprendre, ou bien ils peuvent rester à l'état latent et ne se révéler par un symptôme quelconque qu'après un temps plus ou moins long pendant lequel les lésions vont s'organiser. » Et plus loin : « En second lieu, au point de vue pratique, nous devons considérer ces réactions nerveuses (celles du liquide rachidien) comme un nouveau symptôme d'une syphilis en pleine activité exigeant par cela même un traitement énergique. »

mes premières recherches sur le liquide céphalo-rachidien des syphilitiques ; dès cette époque, j'avais montré l'existence des réactions précliniques et dégagé les indications thérapeutiques que l'on pouvait en tirer ; depuis, dans chacun des nombreux mémoires que j'ai consacrés à cette question, j'ai toujours insisté sur ces points capitaux. L'avenir n'a fait que confirmer ces faits.

Comme tous les signes biologiques, la ponction lombaire n'a de signification que lorsqu'elle est positive. Lorsqu'elle est négative, elle ne permet pas d'affirmer à coup sûr l'absence de toute lésion nerveuse, car il se peut qu'une lésion profonde, une artérite limitée, une gomme profonde, etc., n'intéressent pas les méninges ; mais ces cas sont relativement très rares et ne sauraient en rien diminuer la valeur de la ponction lombaire dans le diagnostic précoce de la syphilis nerveuse et dans la direction du traitement.

En résumé, si l'examen du sang ne peut servir de guide fidèle dans le traitement de la syphilis, mais peut donner des renseignements qui doivent être interprétés avec rigueur ; si l'examen du liquide rachidien permet de mettre au jour des lésions latentes qui doivent être traitées dès leur apparition, ces deux méthodes d'examen représentent de véritables coups de sonde que nous donnons au sein des humeurs des syphilitiques et c'est à ce titre qu'elles peuvent nous renseigner pour diriger, preuves en mains, notre thérapeutique.

c. *L'épreuve du temps.* — Malgré leur importance, ces procédés d'étude ne sont pas toujours suffisants pour diriger le traitement : l'examen clinique peut ne révéler aucune manifestation de syphilis, ni en faire redouter l'apparition, l'étude des signes humoraux peut être négative, et souvent, malgré ces apparences favorables, le traitement doit être continué. C'est qu'en effet, pour obtenir la sécurité pour un malade, il faut qu'il soit resté assez longtemps sans accidents, que le traitement ait été assez longtemps prolongé ; seule, l'*épreuve du temps* peut fournir ces garanties. Nous avons fixé au moins trois ans de traitement actif pour un malade récemment contaminé ; il en faut souvent beaucoup plus en présence d'accidents anciens et résistants : sur ce terrain il n'y a pas de limites, il n'y a que des cas d'espèce. Aussi, en terminant ce chapitre, nous ne saurions mieux faire que de répéter cette phrase du professeur Jeanselme : il n'est pas suspect de parti pris, car il manifesta souvent sa confiance dans l'examen du sang : « C'est avant tout l'examen clinique qui sert de guide au praticien. J'estime qu'un examen de laboratoire qui se substitue à un examen clinique qui s'impose est un non-sens et constitue un véritable abus. Il faut lutter contre l'emploi injustifié du laboratoire qui finirait par discréditer aux yeux du public les certitudes que nous donne l'examen clinique consciencieux. Il est encore nuisible de laisser au malade l'illusion qu'un examen de laboratoire favorable justifie l'arrêt du traitement : nous savons trop combien cette pratique a produit de désastres. De parti pris, un syphilitique doit être longtemps et méthodiquement traité. »

CHAPITRE IV

INCIDENTS ET ACCIDENTS AU COURS DU TRAITEMENT. — LEURS CAUSES. — LES MOYENS D'Y REMÉDIER.

Nous passerons rapidement en revue dans ce chapitre les principaux incidents et accidents pouvant survenir au cours du traitement ; nous insisterons plus spécialement sur la pathogénie de quelques-uns d'entre eux, car il faut bien la comprendre pour savoir dans la suite diriger sa thérapeutique ; l'interprétation de beaucoup de ces accidents fait actuellement l'objet de discussions multiples ; nous signalerons rapidement les diverses opinions.

A. — MERCURE

Je n'insisterai pas sur les accidents d'intolérance mercurielle qui peuvent être évités si l'on a soin de bien examiner son malade avant et pendant le traitement.

Le plus fréquent de tous est la *stomatite mercurielle*. Pour l'éviter, il ne faut pas injecter de sels insolubles à un malade dont la bouche est en mauvais état ; dans ce cas, il faut faire nettoyer les dents, enlever les chicots, faire disparaître les anfractuosités qui entretiennent l'infection. Au cours du traitement, il faut entretenir le bon état de la bouche par des lavages à l'eau oxygénée diluée, par des cautérisations des gencives à la teinture d'iode. Enfin, il faut prévenir le malade de la possibilité de ces accidents pour qu'il signale au médecin la moindre sensibilité survenant dans les gencives ou les dents, pour qu'il remarque l'excès de salivation, etc.

A la moindre alerte, il faut suspendre le mercure ; cette interruption peut être de quelques jours avec les sels solubles ; elle sera beaucoup plus longue avec les sels insolubles. Ainsi que nous l'avons déjà fait remarquer, les sels arsenicaux employés en même temps que le mercure en favorisent la tolérance, car les lésions dentaires sont presque toujours infectées par le fuso-spirille ; en effet, au cours du traitement mixte arsenico-mercuriel, les stomatites sont beaucoup moins fréquentes qu'au cours du traitement purement mercuriel.

Du côté du tube digestif, l'on peut observer, à la suite d'injections de cyanure de mercure, des colites parfois sanglantes survenant quelques heures après l'injection ; cet accident disparaît aussi rapidement qu'il apparaît, mais, par ses répétitions, peut contre-indiquer l'emploi de ce médicament. Il est cependant possible d'augmenter sa tolérance en commençant par de petites doses de un quart ou un demi-centigramme ou en faisant précéder l'injection de l'absorption d'opium sous forme d'élixir parégorique ou de laudanum. L'administration du mercure par voie buccale détermine quelquefois des douleurs gastriques, des coliques sèches qui semblent cependant moins fréquentes s'il est ingéré sous forme de cachets.

Du côté du rein, le mercure peut provoquer de l'albuminurie ; c'est un fait bien connu, aussi est-il de règle d'examiner fréquemment les urines au cours du traitement mercuriel. Cet accident est plus fréquent avec les sels insolubles, mais, si l'on sait dépister à temps l'apparition de l'albumine, il est possible, en suspendant aussitôt le traitement, d'éviter tout accident grave.

Du côté de la peau, on peut observer des érythèmes de type varié. Ils sont surtout fréquents au cours du traitement par les frictions mercurielles, mais semblent de plus en plus rares, au fur et à mesure que l'on manie mieux le traitement par injections.

Enfin, parmi les *accidents généraux* que peut déterminer le mercure, je signalerai celui que l'on a décrit sous le nom de grippe mercurielle. Il se voit surtout au cours du traitement par les sels insolubles ; il est caractérisé par l'apparition brusque, vingt-quatre à quarante-huit heures après l'injection, de dyspnée, de point de côté, de fièvre ; à l'auscultation, l'on ne trouve rien. Ces troubles durent trois à quatre jours, puis tout rentre dans l'ordre. S'agit-il d'accidents toxiques ou de petites embolies pulmonaires, nous ne saurions le dire ; en tout cas, ils sont heureusement extrêmement rares.

Le mercure peut en outre déterminer des intoxications générales très graves, parfois mortelles, soit par stomatite, soit par des altérations viscérales multiples ; ils sont le plus souvent le résultat de fautes dans l'appréciation des doses ou de l'état de tolérance du malade. Ils sont heureusement exceptionnels et se voient de moins en moins souvent.

B. — IODE

Je n'insiste pas sur les inconvénients bien connus de l'iode ou ses dérivés : le coryza, l'acné, la grippe iodique, les troubles gastro-intestinaux ne sont pas graves et ne donnent pas lieu à des complications. Il m'a semblé qu'ils pouvaient être améliorés par l'emploi de l'hyposulfite de soude à la dose de 4 à 5 grammes par jour pris par voie buccale ou par l'adjonction de benzoate de soude aux potions à base d'iodure de potassium.

C. — ARSENIC

Les accidents du traitement arsenical sont de moins en moins fréquents depuis qu'à l'ancien 606 on substitue surtout les novarsénobenzènes du type 914, depuis que l'on sait mieux le fabriquer, depuis que l'emploi de solutions moins diluées a fait disparaître toutes les réactions attribuées jusqu'alors à l'eau des solutions ou au sel marin nécessaire pour les rendre isotoniques ; de plus, les réactions dues à l'eau de la solution étant supprimées, il est plus facile de reconnaître la cause de celles qui se manifestent, ce qui n'est pas l'un des moindres avantages de la technique des injections concentrées.

Pour se rendre compte de la fréquence des accidents, il ne faut pas les considérer d'une façon absolue, mais proportionnellement au nombre considérable des injections qui sont pratiquées chaque jour et, pour prendre un exemple, si nous n'envisageons que les cas mortels, nous voyons leur nombre diminuer progressivement. D'après une statistique de Leredde et Jamin, nous voyons :

```
En 1910, un cas de mort pour   3 000 injections.
En 1911,      —         —      8 700      —
En 1912,      —         —     18 000      —
En 1913,      —         —     54 000      —
```

Au cours d'une enquête (1) que je fus chargé de faire en 1916 sur les injections arsenicales dans les formations sanitaires, j'ai pu constater qu'en 1914 et en 1915 il avait été fait 94 762 injections sans que l'on ait signalé de décès, et cependant les opérateurs étaient loin d'être tous des spécialistes.

Depuis deux ans, j'emploie à mon dispensaire de l'hôpital Broca la technique des injections concentrées (8 à 10 centi-

---

(1) P. RAVAUT, Enquête sur les injections intraveineuses de sels arsenicaux (*Archives de médecine et pharmacie militaires*, novembre 1916).

mètres cubes d'eau pour toutes les doses), je pratique le traitement mixte arsenico-mercuriel et sur 123 432 injections faites en 1919, 1920 et 1921, je ne connais qu'un cas de mort (1) dû à un ictère grave arsenical : il aurait pu être évité si l'on n'avait pas eu le tort de prendre pour une hépato-récidive ce qui n'était qu'un banal accident toxique.

Ces incidents et accidents sont de plusieurs ordres ; pour les étudier, nous les classerons d'après ce que nous pensons être à l'heure actuelle leur pathogénie. Nous sommes sûrs d'aller ainsi au-devant de la critique, mais peut-être aussi est-ce la façon la plus pratique de les représenter et d'intéresser davantage le lecteur.

Il nous semble qu'ils peuvent être dus soit à des accidents de technique, soit à des phénomènes réactionnels attribuables à la syphilis, soit à des troubles humoraux, soit à des phénomènes toxiques.

1o Accidents de technique.

Ils peuvent être *locaux* et provoqués par une faute de technique dans la piqûre de la veine, soit que l'injection ait été en partie poussée dans le tissu cellulaire, soit que l'on transfixe la veine ; il en résulte une douleur immédiate qui doit faire arrêter l'injection. Si, malgré cet avertissement, l'on continue l'injection, il se produit très rapidement de l'œdème, de la rougeur et, dans la suite, peuvent se produire soit une escarre, soit un véritable phlegmon aseptique. Il est facile d'éviter cet accident en s'assurant que l'aiguille est bien engagée dans la veine, ce qui se constate facilement au reflux du sang dans la seringue. Quelquefois un peu de sang peut s'échapper par l'orifice de la piqûre dans le tissu cellulaire et provoquer une petite ecchymose locale qui n'a que l'inconvénient de rester

(1) P. RAVAUT, *Société française de dermatologie*, 27 janvier 1921.

visible quelques jours. Pour éviter ces deux incidents, il faut se servir d'une aiguille assez grosse pour que le sang reflue facilement et assez fine pour ne pas traumatiser la veine ; aussi est-il nécessaire en outre qu'elle pique parfaitement bien. Enfin, si l'on utilise des aiguilles en platine, il faut s'assurer qu'elles ne présentent pas de fuite latérale.

Des fautes de technique peuvent produire des *accidents généraux* comparables aux phénomènes de choc que nous étudierons plus loin. C'est ainsi que si la préparation de la solution est faite trop lentement, ou préparée longtemps d'avance, le médicament s'oxyde au contact de l'air très rapidement et sa toxicité augmente considérablement dans une proportion qui a été étudiée ; il en résulte des réactions parfois très vives. Pour les éviter, il suffit de préparer la solution pour chaque malade, au moment même de l'injection, ce qui est très facile avec la technique des injections concentrées, car la dissolution se fait dans le flacon contenant le médicament. Inversement, une injection poussée trop rapidement peut produire de l'angoisse, de l'accélération du pouls et même des phénomènes congestifs. Comme toutes les injections intraveineuses, il est prudent de les pousser lentement, surtout au début ; avec une seringue contenant 8 à 10 centimètres cubes de liquide, il est possible de pratiquer l'injection aussi lentement qu'on le désire. Chez les sujets qui sont sensibles, il est préférable de prendre au moins cinq minutes par injection, surtout si la dose est élevée.

2° Phénomènes réactionnels dus à la syphilis.

Lorsque des médicaments actifs comme le mercure et surtout les sels arsenicaux arrivent au contact des lésions syphilitiques, il se produit des réactions générales et locales qu'il est important de connaître pour savoir les attribuer à leur vraie cause et surtout pour les éviter.

a. Comme *réactions générales,* nous étudierons surtout la fièvre et la réaction de Herxheimer.

La *fièvre* consécutive aux injections arsenicales ne se voit que dans certaines conditions, qui toutes comportent une signification (1). Les réactions de la première injection ou des suivantes sont dues à l'action du médicament sur les colonies parasitaires ; elles peuvent être évitées, si l'on fait précéder la première injection de quelques piqûres mercurielles. Les réactions fébriles survenant au cours du traitement indiquent une intolérance viscérale et, presque toujours, surtout si elles s'accompagnent de vomissements d'une céphalée persistante, d'amaigrissement, c'est le système nerveux, ainsi que j'ai pu le prouver par l'examen du liquide céphalo-rachidien. Il faut alors diminuer les doses et ne les augmenter dans la suite que si la fièvre ne se reproduit plus. Les réactions fébriles, chez les malades traités par les injections concentrées de novarsénobenzol, sont assez régulières pour qu'il me semble possible de paraphraser une loi célèbre et de dire : *Chez un syphilitique récent présentant des lésions actives évidentes ou latentes, qui n'a pas été récemment traité, l'apparition d'une réaction ébrile après la première injection à doses suffisantes est la règle, l'absence de réaction fébrile est l'exception. Au contraire, après les injections suivantes, l'absence de fièvre est la règle, l'existence de fièvre l'exception.*

La *réaction de Herxheimer* se traduit par une poussée congestive qui se fait au niveau des lésions envahies par le spirochète. Elle peut durer de quelques heures à quelques jours. Comme elle se manifeste surtout lorsque la syphilis est généralisée, et qu'elle présente beaucoup d'analogie avec la fièvre, nous la classons parmi les réactions générales, mais cela n'empêche pas qu'elle puisse aussi se

(1) P. RAVAUT et SCHEIKEVITCH, Étude sur un nouveau procédé d'injection du néosalvarsan en solutions concentrées. Technique et réactions (*Annales de dermatologie et de syphiligraphie,* n° 4, avril 1913).

manifester sous l'aspect d'une réaction locale. Elle est d'autant plus intense que la lésion est plus étendue et le traitement plus brutal ; selon la fragilité et l'importance des tissus sur lesquels elle porte, ses manifestations sont très variées. Au niveau de la peau, c'est de la rougeur, de l'érythème, de la congestion, du suintement des lésions existant déjà ; au niveau du rein, du foie, ce peuvent être des poussées passagères d'ictère ou d'albuminurie ; au niveau du cerveau, ces réactions peuvent être très **graves** : elles déterminent de la céphalée, des vertiges, **même** la perte de connaissance et certains auteurs (Leredde) leur attribuent les accidents quelquefois mortels d'encéphalite ou d'apoplexie séreuse qui heureusement sont de plus en plus rares.

Souvent j'ai constaté des modifications du liquide céphalo-rachidien sur lesquelles j'ai déjà insisté.

Les opinions sur les causes de la fièvre et de la réaction de Herxheimer sont très partagées : les uns les attribuent à la destruction massive des spirochètes par le médicament, d'autres veulent y voir des réactions de choc local comparables à ceux que nous allons étudier. Je pense qu'il est possible qu'il s'agisse de réactions chimiques qui se passent entre le médicament et les tissus irrités. Quelle que soit la pathogénie, ce qu'il est important de savoir, c'est que l'on peut les éviter en commençant le traitement par des doses faibles incapables de provoquer des réactions, ou en faisant précéder la première injection arsenicale de quelques injections mercurielles de sels solubles ; dans la suite, il ne **faut** pas mener brutalement le traitement et il faut le ralentir à la moindre alerte.

b. Les *réactions locales* dans le traitement de la syphilis par les sels arsenicaux sont très spéciales et méritent d'être étudiées très sérieusement : la plus fréquente est la *neuro-récidive* qui nous servira de type. Dans le même cadre viennent se ranger différents troubles portant sur d'autres viscères ou d'autres tissus et pour lesquels les mêmes considérations sont applicables.

On appelle *neuro-récidives* des lésions portant surtout sur les nerfs craniens pouvant aller jusqu'à la paralysie, ou bien des phénomènes limités de méningite, survenant insidieusement quelques semaines ou quelques mois après un traitement par les injections arsenicales. Ces accidents furent assez fréquents lors de l'emploi de l'ancien 606 et sont maintenant relativement très rares. J'ai montré (1) qu'ils ne se voyaient que chez les malades dont le système nerveux était antérieurement touché et dont le traitement avait été mal conduit. En effet, le plus souvent, ces neuro-récidives se voient chez des syphilitiques secondaires, n'ayant reçu que quelques injections arsenicales, dont l'on n'a surveillé ni le système nerveux ni les réactions déterminées par les injections et surtout dont le traitement a été trop longtemps suspendu. La guérison n'est le plus souvent obtenue que par la reprise des injections, mais délicatement conduites, à doses lentement croissantes.

Dans plusieurs travaux (2), j'ai essayé d'en ébaucher la pathogénie, et voici comment aujourd'hui me paraît se présenter cette importante question.

Dès la période secondaire, le spirochète atteint presque tous les organes et plus particulièrement le système nerveux, dans une proportion de 80 p. 100, ainsi que je l'ai montré pour la première fois en 1903. Ces chiffres qui, à ce moment, surprirent quelques sceptiques, furent vérifiés dans la suite et maintenant certains auteurs admettent même la constance des atteintes cérébro-méningées dès les premiers stades de la syphilis. Ces localisations

---

(1) P. RAVAUT, Les réactions nerveuses tardives observées chez certains syphilitiques traités par le salvarsan et la méningo-vascularite syphilitique (*Presse médicale*, n° 18, 2 mars 1912).

(2) P. RAVAUT, Récidives et réinfections après traitement de la syphilis récente par le salvarsan (*Presse médicale*, n° 75, 13 septembre 1913).

déterminent des altérations portant en grande partie
sur les vaisseaux ; leur importance est d'autant plus grande
que, dans les méninges, la circulation capillaire est très
fine. Or, si un traitement trop brutal détermine une réaction au niveau de ces lésions, il en résulte des troubles
circulatoires pouvant aller jusqu'à l'oblitération des vaisseaux : d'où diminution ou même suppression de l'apport
médicamenteux au sein de ces colonies parasitaires. Elles
resteront vivantes, alors que celles qui sont facilement
atteintes par le médicament seront détruites. Si, surtout,
l'on abandonne à ce moment toute thérapeutique, les
parasites ainsi isolés vont continuer à évoluer encore plus
facilement et produire, quelque temps après, le trouble
nerveux que l'on désigne sous le terme de neuro-récidive ;
ce sont des lésions en pleine activité, car les ponctions lombaires m'ont toujours révélé de fortes réactions méningées.

Dans le même ordre d'idées, certains *accidents chancri-
formes simulant des réinfections*, me paraissent se produire par le même mécanisme (1): ils ont été constatés
également chez des malades n'ayant reçu que quelques
injections arsenicales, puis dont le traitement a été abandonné. Les uns et les autres eurent leur maximum de fréquence au moment où l'on employait le 606, puis diminuèrent parallèlement et sont maintenant très rares avec le
914. Ils ne se voient, que chez les malades récemment
infectés ; c'est encore là une des conditions de leur production. En tout cas, si les réinfections étaient aussi
fréquentes que certains veulent le croire, il serait vraiment extraordinaire qu'elles ne se vissent que chez des
malades traités par les sels arsenicaux et *récemment infectés*.

(1) P. RAVAUT, Syphilide ulcéreuse chancriforme du gland et du
prépuce pouvant être prise pour une réinfection chez un syphilitique
traité antérieurement par le 606 (*Société médicale des hôpitaux*, 1ᵉʳ mars
1912) ; Récidive *in situ* d'un chancre syphilitique sous forme de
syphilide chancriforme vingt jours après la fin d'un traitement par le
salvarsan et le mercure. Confusion possible avec une réinfection
(*Annales de dermatologie*, n° 12, décembre 1912).

Sans nier la possibilité de la réinfection, je la crois très
rare ; d'ailleurs, au fur et à mesure que la technique du
traitement se perfectionne, il est remarquable de voir diminuer parallèlement le nombre des neuro-récidives et des
réinfections, alors qu'au contraire ces dernières devraient
être de plus en plus fréquentes puisque les malades sont
mieux traités.

Si maintenant l'on veut essayer d'approfondir le mécanisme suivant lequel se fait l'isolement plus ou moins
complet de la colonie, il nous faut envisager deux hypothèses : ou bien, un traitement trop brutal provoque, au
niveau d'un fin vaisseau déjà irrité, une réaction inflam-
matoire qui en diminue la circulation ; ou bien il faut invoquer un processus purement mécanique et faire jouer un
rôle aux précipités qui se forment dans le sang à la suite
de certaines injections arsenicales. Déjà, dans trois mémoires publiés en 1913, j'avais indiqué l'intérêt qu'il y
avait à éviter les précipités qui peuvent ainsi obstruer
des capillaires déjà lésés. Des travaux très précis de Fleig (1)
avaient montré que l'ancien 606, dont les solutions étaient
si facilement précipitables par défaut d'alcalinisation,
déterminaient chez le lapin, par ce mécanisme, des phénomènes rappelant les crises nitritoïdes et l'encéphalite aiguë ;
en effet, ces accidents étaient surtout fréquents avec
l'ancien 606, et Emery, Milian avaient bien vu qu'ils
étaient en rapport avec un défaut d'alcalinisation, car les
solutions acides forment dans le sang des précipités. Avec
l'apparition du néosalvarsan, les erreurs d'alcalinisation
furent supprimées et les accidents diminuèrent également,
mais se virent cependant chez quelques malades spécialement prédisposés. D'après M. Danysz (2), l'excès de phos-
phates dans le sang de certains individus provoque une

(1) FLEIG, La toxicité du salvarsan, 1914.
(2) DANYSZ, Les propriétés physico-chimiques des produits du
groupe des arsénobenzènes. Leurs transformations dans l'organisme
(*Annales de l'Institut Pasteur*, mars 1917).

précipitation dans l'économie des solutions de novarséno-benzol. On conçoit ainsi que le précipité puisse bloquer la circulation dans de fins vaisseaux, surtout si le calibre en est déjà diminué par des lésions antérieures.

A côté du rôle nocif des précipités auquel l'on fait jouer actuellement un rôle de plus en plus grand en pathologie, je me demande si des réactions chimiques locales n'entrent pas également en jeu. En particulier, ainsi que je l'ai déjà supposé (1), il se pourrait que des actes d'oxydation intervinssent, car on sait qu'au niveau des foyers inflammatoires les ferments oxydants sont abondants et susceptibles, par ce fait même, d'oxyder *in situ* le médicament ; de ce conflit pourraient naître des réactions susceptibles d'altérer et même d'oblitérer de petits vaisseaux capillaires.

Si nous avons insisté sur ces faits, c'est parce qu'ils ont une très grosse importance dans le traitement initial de la syphilis par les sels arsenicaux et qu'ils en représentent le point le plus délicat ; c'est aussi, même si leur pathogénie n'est pas complètement éclaircie, parce qu'ils nous fournissent des indications pratiques sur la direction du traitement et les moyens d'éviter ces accidents. Il faut surtout se rappeler que le système nerveux des syphilitiques en période secondaire représente un point de moindre résistance ; il ne faut pas le brutaliser par un traitement initial trop violent ; il faut en noter avec soin les réactions sous l'influence de la répétition des injections ; il ne faut pas non plus, par l'abandon trop rapide du traitement, laisser à son niveau des colonies parasitaires encore vivaces et susceptibles de se réveiller tout à coup. Il faut le surveiller avec soin et la ponction lombaire nous donne des renseignements très précieux sur l'existence et l'évolution de ces foyers méningo-vasculaires. Ces faits nous montrent clairement qu'un traitement insuffisant peut être quelquefois plus nuisible qu'utile.

(1) P. RAVAUT, L'importance des traitements internes en dermatologie (*Presse médicale*, n° 8, 28 janvier 1920).

D'ailleurs, grâce aux progrès de la fabrication du médicament, de la technique des injections, de la conduite du traitement, ces accidents ont considérablement diminué de nombre, et la connaissance de leur pathogénie nous fournit en même temps le moyen de les éviter et de les traiter, s'ils se produisaient.

En revanche, si ces accidents nerveux sont plus rares, il en est d'autres, que certains voudraient toujours voir relever de cette même pathogénie. Ce sont ceux que l'on a désignés sous le nom d'*hépato-récidives*. Comme les précédents, ils apparaissent plusieurs semaines après la cessation du traitement ; ils se manifestent par des troubles gastro-intestinaux, des signes d'hépatite et l'apparition d'un ictère plus ou moins intense ayant les caractères d'un ictère infectieux. Ils durent de quelques jours à quelques semaines et ne sont en général pas très graves ; ils peuvent disparaître spontanément. La pathogénie de ces accidents a été très discutée : les uns admettent que tous les ictères ou les hépatites apparaissant au cours du traitement arsenical sont des hépatites syphilitiques ; les autres, au contraire, qu'il ne s'agit que d'hépatites toxiques. Dernièrement, M. Milian, qui soutient vigoureusement l'origine syphilitique de ces ictères, écrivait (1) : « Lorsqu'un ictère survient plusieurs semaines après l'arsénobenzol sans autre symptôme que les signes d'un ictère par rétention, sans fièvre ou avec fièvre modérée (38 ou 38°,2), avec modifications variables du volume du foie ou de la rate, il s'agit toujours de syphilis hépatique. Le traitement de choix consiste dans l'administration nouvelle de l'arsénobenzol. » J'estime qu'en pareille matière une opinion aussi absolue peut être dangereuse par ses conséquences et je crois qu'il faut être éclectique : il est certain que quelques-uns de ces ictères sont d'origine syphilitique, mais que le plus grand nombre est d'origine toxique. Il y a des hépato-

____

(1) MILIAN, *Paris médical*, n° 2, 8 janvier 1921.

récidives comme il y a des neuro-récidives. Si ces ictères étaient toujours syphilitiques, il serait bien étonnant de les voir apparaître en série, et constater leur fréquence à certaines périodes, car jamais l'on ne vit autant d'ictères après le traitement arsenical que dans ces temps derniers, alors qu'au contraire celui des neuro-récidives diminue constamment. Ne pouvant insister sur toutes les discussions auxquelles a donné lieu cette question, nous essaierons d'indiquer la règle de conduite qui nous semble la plus prudente. S'il est prouvé qu'il s'agit d'un ictère syphilitique comme ceux que l'on peut voir au début de la syphilis, ou chez un malade dont le traitement est suspendu depuis longtemps, dont la réaction de Bordet-Wassermann est positive, l'on peut appliquer le traitement arsenico-mercuriel ; mais s'il s'agit d'ictère survenant au cours ou quelques semaines après un traitement arsenical, je crois qu'il faut être très prudent, car s'il existe des cas d'hépato-récidives, il en est d'autres dont la nature toxique ne fait pas de doute et pour lesquels la reprise du traitement arsenical est dangereuse et même mortelle. M. Lacapère (1) et moi-même (2) en avons publié plusieurs cas. M. Emery (3) a schématisé la question en écrivant : « Au cours du traitement de la syphilis par les arsénobenzènes et surtout le néo, l'ictère par nocivité médicamenteuse est la règle et l'ictère par hépato-récidive l'exception ». Aussi conseillons-nous de commencer le traitement de ces cas douteux par le mercure et de ne donner de l'arsenic que plus tard, si l'on est sûr qu'il ne s'agit pas d'un accident toxique.

D'autres organes ou d'autres tissus peuvent être le point de départ de récidives survenant quelque temps après un traitement arsenical ; elles relèvent de la même

---

(1) LACAPÈRE, Le traitement de la syphilis par les composés arsenicaux. 1 vol., Masson, édit., Paris, 1920, p. 109.

(2) P. RAVAUT, *loc. cit.*, p. 69.

(3) EMERY, Le traitement actuel de la syphilis. 1 vol., Baillière, édit., Paris, 1921, p. 102.

pathogénie que les neuro-récidives, mais là encore il faut
être prudent dans leur interprétation et savoir distinguer
la récidive syphilitique de l'accident toxique.

3° Phénomènes dus à des troubles humoraux.

Dès le début de la médication par les arsénobenzènes, en
février et novembre 1911, j'ai signalé l'apparition brusque
d'accidents spéciaux (phénomènes congestifs, phénomènes
nerveux, érythèmes, urticaire, etc.) que, dès cette époque,
je n'ai pas hésité à rattacher au choc humoral et à les
opposer aux accidents d'ordre toxique. En effet, dans une
première observation publiée avec M. Weissenbach (1), je
relatais l'histoire d'un malade chez lequel une injection
intraveineuse de 606 détermina des « accidents graves
caractérisés par de l'asthénie intense, de la congestion de
la face et des conjonctives, de la dyspnée, une sensation
très pénible d'angoisse et de défaillance cardiaque, de l'accélération du pouls, phénomènes qui, à l'exception des vomissements et des douleurs intestinales, disparaissent rapidement ». Un peu plus loin, nous ajoutions: « Il ne s'agit ni
de défaut de technique, ni de phénomènes toxiques car, si
le début des phénomènes d'intoxication peut être rapide,
l'évolution en est au contraire plus lente, plus prolongée
et ne disparaît pas en quelques heures, sans laisser de
traces, comme nous l'avons observé chez notre malade ».
Nous comparions ces manifestations à celles du choc anaphylactique, mais, pour différents motifs, nous n'avons pas
osé les assimiler ; aussi avons-nous eu soin de mettre dans
le titre de notre observation : « Phénomènes d'intolérance,
rappelant le choc anaphylactique ». Quelques mois plus tard,

(1) P. Ravaut et Weissenbach, Phénomènes d'intolérance rappelant le choc anaphylactique observés chez un malade ayant reçu
quatre injections d'arsénobenzol (*Gazette des hôpitaux*, n° 18, 14 février 1911).

dans une communication à la Société des hôpitaux (1) groupant certains accidents nerveux graves, certaines manifestations cutanées comme des érythèmes, des éruptions urticariennes consécutives aux injections arsenicales, j'insistais sur leur origine humorale et j'écrivais qu'il est possible que chez certains malades « il se produise, du fait d'un humorisme spécial, une décomposition du médicament ou des modifications humorales encore mal connues, que nous n'aurions pas hésité, il y a quelques années, à ranger dans le cadre des idiosyncrasies ». Dès ce moment, j'assimilais ces accidents à ceux de l'anaphylaxie et l'avenir a montré que, pour certains d'entre eux, cette origine peut être invoquée ; pour d'autres, cette pathogénie est peut-être discutable. Cette opinion a été partagée également par de nombreux auteurs français et étrangers. Depuis lors, les beaux travaux de mon maître Widal sur les hémoclasies et les colloïdoclasies ont éclairci singulièrement la question en montrant que, si l'anaphylaxie et le choc humoral peuvent avoir des manifestations cliniques et biologiques souvent comparables, il est nécessaire de savoir les distinguer les uns des autres. Si, comme le pense M. Widal, il ne s'agit pas là de phénomènes anaphylactiques, ce qu'il est important de comprendre, c'est que certains accidents consécutifs aux injections d'arsénobenzènes sont le résultat d'un trouble humoral et doivent être distingués des accidents toxiques, ainsi que nous l'avons déjà fait remarquer en 1911. Aussi, bien que cette question ne soit pas encore élucidée complètement, nous nous croyons autorisé à attribuer à des troubles humoraux un certain nombre des accidents consécutifs aux injections des arsénobenzènes.

Ne pouvant les classer d'après une pathogénie encore

---

(1) P. Ravaut, Sur un type spécial d'accidents nerveux et cutanés survenant brusquement de trois à cinq jours après la seconde injection de 606. Leur rapport avec l'anaphylaxie (*Société des hôpitaux*, n° 32, 17 novembre 1915).

discutée, nous les étudierons surtout d'après leur évolution :
en effet les uns sont inconstants, irréguliers, ne se reproduisent pas fatalement, peuvent apparaître à la première
injection et sont facilement évités ou corrigés par différentes
interventions thérapeutiques ; les autres sont permanents,
n'apparaissent qu'après plusieurs injections, se reproduisent
et même augmentent à chaque injection et sont difficilement évitables. L'injection sous-cutanée on intramusculaire et même l'administration par la voie buccale peuvent
les faire apparaître aussi bien. Ce sont de véritables phénomènes de sensibilisation. Bien que se manifestant souvent
par les mêmes symptômes et des réactions biologiques analogues, les premiers peuvent être rattachés à la colloïdo-
clasie, les seconds à l'anaphylaxie. C'est en nous basant sur
cette division que nous les étudieront rapidement ne pouvant nous étendre sur leur description bien connue.

a. Les *phénomènes transitoires* apparaissent en général dès
le début de l'injection. Ce sont des nausées, pouvant être
suivies de vomissements, et même quelquefois d'état synco-
pal ; ce sont des sensations de fourmillement dans les
membres et les extrémités, des douleurs abdominales avec
barre épigastrique, de la diarrhée ; chez d'autres, enfin,
c'est un goût d'éther dans la bouche, le nez, avec picote-
ments de la langue, salivation et gonflement des lèvres ;
ils s'accompagnent souvent d'augmentation de la rapidité
du pouls et surtout de la respiration ; aussi l'accélération
de ces mouvements est, à mon avis, un signe d'alerte qu'il
faut rechercher. Dès que chez un malade je constate un
de ces phénomènes, surtout le goût d'éther et l'accélération
de la respiration, j'arrête l'injection jusqu'à leur disparition. Ces incidents sont en général peu graves, mais pré-
cèdent souvent l'apparition de phénomènes plus sérieux ;
ils indiquent en tout cas la prudence, le ralentissement de
l'injection, sa suspension momentanée et même quelquefois
sa cessation.

D'autres fois, ce sont des phénomènes congestifs pouvant
débuter au cours de l'injection ou apparaître quelques
minutes après qu'elle est terminée ; les malades deviennent
rouges, écarlates, les conjonctives se congestionnent, sur
les téguments se voient des placards érythémateux ; ces
phénomènes de vaso-dilatation s'accompagnent de sensa
tion de gêne respiratoire, d'angoisse et de crainte de mort
imminente. Cette crise que j'avais décrite dans l'observation rapportée plus haut (11 février 1911), et que j'at-
tribuais à un choc humoral, a été également décrite presque
en même temps par M. Milian (1) ; il l'avait comparée aux
phénomènes congestifs produits par la respiration du nitrite
d'amyle, d'où le nom de crise nitritoïde qu'il lui donna plus
tard. Elle peut être légère et ne durer que quelques instants ; elle peut être assez grave et persister pendant une
heure et même plus ; elle peut être très grave, s'accom-
pagner de perte de connaissance, de stertor, de convulsions,
de coma et s'est aussi terminée par la mort. Si les petits
incidents ne sont pas rares, mais souvent sans gravité, les
cas mortels sont maintenant exceptionnels et nous en
avons donné la proportion décroissante à la page 68.

A côté de ces accidents, nous placerons certains phénomènes éruptifs passagers, comme de légers érythèmes, de
l'urticaire, des crises d'éternuement et même des phénomènes dyspnéiques à type asthmatique ; chez d'autres
malades, l'on constate de petites hémorragies et même du
purpura. Pour certains auteurs, l'apoplexie séreuse serait à
rapprocher de ces accidents ; pour d'autres, elle fait partie
de la réaction de Herxheimer.

Les causes de ces manifestations sont extrêmement
variées. La technique peut jouer un rôle, et c'est ainsi
qu'ils étaient beaucoup plus fréquents lorsqu'on employait

(1) MILIAN, Discussion à propos de sa communication sur « les doses
de 606 » (*Bulletin de la Société de dermatologie*, n° 2, 2 février 1911,
p. 85).

l'ancien 606 en injections diluées trop acides, car à la nocivité de l'eau et du sel marin s'ajoutait celle du médicament ; la technique des injections concentrées ne peut en favoriser l'apparition que si, chez certains malades ou avec certaines séries de médicaments spécialement congestifs, l'on ne prend pas la précaution de les injecter lentement, en quelques minutes, ce qui est très possible si l'on ne se laisse pas entraîner par la facilité et la simplicité de la technique. On peut avec une seringue, beaucoup plus facilement que par tout autre procédé, injecter la dose par petites fractions, ce qui évite parfois des réactions.

Certaines marques de médicament, ou certaines séries d'une même marque sont spécialement congestives, mais encore faut-il que l'état du malade s'y prête, car, dans une série de sujets injectés avec la même série de fabrication, certains seront indisposés et d'autres ne présenteront aucun accident.

Enfin, certains malades sont spécialement prédisposés à ces accidents ; cette sensibilité peut n'être que temporaire et résulter d'une fatigue, d'un surmenage momentané, même tout récent : aussi est-il préférable que les malades ne se fatiguent pas pendant les heures qui précéderont l'injection ; chez d'autres, elle résulte d'un trouble des fonctions hépatiques (Leredde) ou surrénales (Milian) ou d'autres glandes vasculaires sanguines (Lortat-Jacob).

Comme on le voit, il est impossible d'attribuer à un facteur bien déterminé la cause de ces accidents. Leur mécanisme est encore très obscur. Si certains auteurs ont pu attribuer autrefois les phénomènes d'anaphylaxie (Friedberger) à des précipitations intravasculaires, ainsi que le signale déjà le professeur Richet dans son beau livre sur l'anaphylaxie, d'autres, s'appuyant sur la coïncidence entre la constatation de précipités dans le sang des malades injectés avec des solutions acides de 606 et l'apparition de phénomènes congestifs, n'ont pas hésité à attribuer à des précipités divers la cause de la plupart des phénomènes de choc et plus particulièrement ceux qui nous intéressent en ce moment. La formation de ces précipités serait favorisée par des modifications de l'alcalinisation ou de l'acidité des humeurs, ou par l'action des fonctions phénols des médicaments (Jeanselme et Pomaret). La constance de ces accidents à la suite des injections trop acides de l'ancien 606 montrent, comme une véritable expérience de laboratoire, le rôle de l'acidité dans leur production. Pour ma part, partisan depuis longtemps de l'origine humorale de ces accidents, j'avais étudié le rôle des précipités et de l'acidité des humeurs; par des constatations cliniques et des expériences que je fis avec M. Rabeau, je pus me convaincre que ces facteurs ne sont pas toujours suffisants, mais qu'en revanche les phénomènes d'oxydation, soit qu'ils portent sur le médicament, soit qu'ils soient déterminés par l'humorisme du malade lui-même, jouent un rôle beaucoup plus important et sur lequel nous reviendrons plus tard.

Quoi qu'il en soit, il est impossible de reconnaître à ces accidents une origine fixe et bien déterminée, car ils dépendent de plusieurs facteurs, varient d'un malade à l'autre, et même, chez le même malade, d'une injection à l'autre. Il faut donc d'abord essayer de déterminer s'ils proviennent du malade, du médicament ou même d'une faute de technique, car un médicament oxydé par une préparation trop lente ou défectueuse peut produire des accidents semblables.

S'il est prouvé, par l'observation d'autres malades chez lesquels il a produit les mêmes effets, que le médicament a déterminé ces accidents, il suffit de changer soit le numéro de la série, soit la marque du produit ; c'est pour cela qu'il est absolument nécessaire de noter à chaque injection le numéro de la série à laquelle appartient la dose injectée.

S'il est prouvé, par la répétition des accidents à chaque injection, que c'est du malade lui-même qu'ils dépendent, il faut ou changer la marque du produit injecté ou essayer les méthodes qui ont été proposées pour prévenir ou faire disparaître ces accidents de choc et en particulier les crises nitritoïdes.

Dans ce but, M. Milian (1) a depuis 1913 proposé l'emploi de l'adrénaline, soit comme moyen préventif à la dose de 1 milligramme, et même beaucoup plus, par la bouche ou en injection sous-cutanée, une demi-heure avant l'injection, soit comme moyen curatif dès qu'apparaissent les accidents ; selon leur gravité, les doses seront plus ou moins fortes et répétées selon les nécessités. S'il ne faut pas craindre d'user de l'adrénaline, il ne faut pas croire non plus qu'elle soit infaillible ; chez certains malades qui n'ont que des réactions très faibles, elle détermine parfois une telle pâleur avec asthénie, tremblements, sensation d'angoisse que certains préfèrent la légère réaction de l'injection à ces malaises parfois très pénibles. Pour suppléer à ces défaillances et à ces inconvénients de l'adrénaline, l'on a proposé l'emploi des procédés qui réussissent quelquefois pour empêcher le choc anaphylactique. C'est ainsi que l'on a essayé l'atropine, l'éther (Kopaczeski), l'hyposulfite de soude (Ravaut, Lumière), le carbonate de soude (Sicard), les alcalins à haute dose, etc. ; on a tenté la vaccination préventive par injection de quelques centigrammes une demi-heure avant l'injection ; j'ai obtenu quelquefois de bons résultats en faisant prendre par voie buccale 5 ou 10 centigrammes de médicament une heure avant l'injection. Tout récemment M. Sicard a proposé de faire l'injection en deux temps, mais en maintenant le lien sur le bras pour éviter la diffusion trop rapide du médicament : dans un premier temps il injecte quelques centigrammes dans la veine et enlève le lien quelque temps après ; dans un second temps il injecte, en répétant la même manœuvre, la dose totale. Ce procédé de *lopophylaxie* lui aurait permis de pouvoir injecter sans réaction

(1) MILIAN, L'adrénaline antagoniste du salvarsan (*Société de dermatologie*, 6 novembre 1913).

des malades très sensibles. Pour d'autres, des moyens plus simples seraient également efficaces : c'est ainsi que pour M. Gastou il suffirait de mélanger à plusieurs reprises le médicament et le sang dans la seringue et que pour M. Belgodère il suffirait de faire l'injection dans un vaisseau éloigné du cœur ou du cerveau, dans une veine de la jambe, par exemple.

Il est impossible de se prononcer actuellement sur la valeur de ces procédés : tous ont eu des succès et tous des échecs ; l'inconstance et l'irrégularité des accidents ne permettent pas d'en apprécier à coup sûr ni l'efficacité ni la constante nécessité, car il arrive fréquemment que, si l'on cesse l'emploi de la médication que l'on croit préventive, l'on constate avec surprise que le malade ne présente aucune réaction. Rien ne prouve mieux l'intermittence de ces accidents dont la cause peut varier à chaque injection.

b. A ces réactions passagères et transitoires nous opposons celles qui sont *permanentes* ; elles ont pour **caractère** de se reproduire à chaque injection, même si les doses sont abaissées, même si l'on change la marque du produit, même si l'on prend des précautions préventives ; souvent elles augmentent d'intensité si l'on persiste, même en injectant de faibles doses, et les moyens curatifs qui réussissent dans les cas précédents restent la plupart du temps sans effet. Ces accidents rappellent dans leurs manifestations certains de ceux que nous venons d'étudier, mais leur grand **caractère** c'est de se reproduire constamment chez le même malade qui paraît alors véritablement sensibilisé. Ils sont remarquables par la constance du type de leurs manifestations et le temps de leur apparition ; ils éclatent un temps variable après l'injection, mais toujours le même pour chaque malade ; chez un même sujet, ce sont toujours les mêmes réactions qu'ils provoquent : fièvre, tremblements, crises congestives, urticaire, érythèmes, vomissements, hémorragies, purpura, etc... Une fois le malade ancré

dans un type de réactions, il y reste fidèle, même si l'on
change la marque du produit injecté. Quelquefois en
abaissant considérablement les doses, on peut les atténuer
et l'on détermine pour chaque malade une dose limite que
l'on ne peut dépasser et qui va même en décroissant si
l'on persiste dans le traitement.

Chez certains, ces accidents sont tellement violents et,
malgré toutes les tentatives pour les éviter, reviennent
avec une telle constance qu'il est préférable de cesser
la médication arsenicale; chez d'autres, il est possible, en
tâtonnant prudemment, en changeant de produit, en
abaissant les doses, en essayant tel ou tel moyen préventif,
d'arriver à faire tolérer tant bien que mal de petites doses
d'arsenic, mais l'on n'est jamais en sécurité. Dans ces cas,
les moyens qui m'ont le mieux réussi sont l'adrénaline,
la vaccination préventive faite par voie buccale en faisant
absorber, une heure avant l'injection, 10 centigrammes du
médicament, et le changement de marque du produit :
c'est ainsi qu'un malade qui supporte mal le novarsénobenzol supportera mieux quelquefois un novarsénobenzène
d'une autre fabrication ; souvent, nous avons constaté
que, dans ces conditions, le Silbersalvarsan était mieux
supporté que tout autre. Quelquefois, on est obligé d'abais-
ser tellement les doses qu'on pourrait les croire inefficaces et qu'il semblerait préférable de ne pas courir le risque
d'une réaction, mais je crois que, si ces malades sont sensibles à l'effet nocif, ils le sont également à l'effet thérapeutique : une petite dose qui, chez un individu normal, serait
sans action, peut devenir chez eux très active. Il se produit,
dans ces cas, des phénomènes chimiques que l'on peut, je
crois, rapporter à des phénomènes d'oxydation et qui
me paraissent très importants.

Il semblerait rationnel que chez ces malades les injections intramusculaires fussent mieux supportées : il n'en
est rien ; quelle que soit la voie d'administration, ils ont
des réactions plus ou moins vives, en rapport avec leur

sensibilisation. Ces phénomènes d'intolérance sont en rapport avec des propriétés acquises et souvent définitives du sérum et il me semble difficile de ne pas les faire rentrer dans le cadre de l'anaphylaxie, comme on l'admet pour d'autres substances médicamenteuses.

4° **Phénomènes toxiques.**

Ils se distinguent des accidents précédents par l'époque de leur apparition : ils sont en effet plus tardifs et ne se manifestent qu'après plusieurs injections : ils ne sont ni déterminés, ni augmentés par le choc même de l'injection. Chez certains malades, ils sont relativement précoces si les organes sur lesquels frappe l'intoxication sont déjà altérés ; chez d'autres, ils sont beaucoup plus tardifs et peuvent n'apparaître qu'un temps assez long après la cessation du traitement.

Enfin je crois qu'il faut plutôt considérer comme des phénomènes de choc les réactions passagères, durant à peine quelques heures, que l'on constate à la suite immédiate des injections : c'est ainsi que la fièvre passagère, l'urobilinurie, un léger subictère, une faible poussée érythémateuse ou urticarienne, et même un peu d'albuminurie peuvent se voir à la suite d'une injection mal préparée, faite avec un médicament de mauvaise fabrication, et ne plus se reproduire aux injections suivantes si l'on prend les précautions nécessaires.

Je range ces petits incidents dans les phénomènes de choc, car ils sont éphémères, accidentels et ne ressemblent en rien aux accidents toxiques que nous allons passer en revue.

Les plus fréquents sont ceux qui se manifestent au niveau du foie et du revêtement cutané.

En général, l'*hépatite toxique d'origine arsenicale* apparaît quelques jours après une série d'injections ou au cours du traitement ; elle se manifeste par tous les sym-

ptômes d'un ictère catarrhal ordinaire et il n'y a guère de
signes qui permettent de distinguer l'hépatite toxique de
l'hépatite syphilitique ou même de l'ictère infectieux ordinaire. Nous avons déjà rapporté plus haut, à propos des
hépato-récidives, l'opinion de M. Milian admettant que ces
hépatites consécutives au traitement arsenical sont toujours syphilitiques et représentent des récidives qu'il faut
traiter par des sels arsenicaux ; d'autres, au contraire,
reconnaissent non seulement la possibilité, mais la grande
fréquence de ces hépatites toxiques. Ils en donnent comme
preuves que certaines séries médicamenteuses semblent
plus toxiques et plus ictérigènes les unes que les autres,
que souvent ces ictères sont aggravés par la reprise du
traitement arsenical ainsi que nous l'avons déjà signalé
précédemment, que l'ictère enfin peut apparaître chez des
malades qui n'ont pas la syphilis. L'épreuve du choc pro-
téopexique, proposée récemment par MM. Widal et Abrami (1), a apporté sa contribution à l'étude de ces faits, en
montrant la haute toxicité du salvarsan pour le foie qui
présente, de façon constante, au cours du traitement par
les arsénobenzènes et longtemps après lui, un état léger
d'insuffisance fonctionnelle. Quoi qu'il en soit, en raison des
conséquences parfois très graves que peuvent avoir ces
hépatites, je crois prudent de ne pas les traiter toujours et
systématiquement par les sels arsenicaux comme le conseille
M. Milian, mais de recourir au mercure et même parfois
de suspendre tout traitement. On ne peut donner de règles
fixes à ce sujet, mais j'ajouterai que dans ma clientèle
j'emploie toujours le traitement mixte arsenico-mercuriel
et je n'ai jamais vu un seul cas d'ictère imputable soit
à la syphilis, soit à l'intoxication.

Les accidents toxiques portant *sur le revêtement cutané*
sont représentés par des érythèmes persistants rappelant

(1) WIDAL, ABRAMI et JANCOVESCO, L'épreuve de l'hémoclasie
digestive dans l'étude de l'insuffisance hépatique (*Presse médicale*,
n° 91, 11 décembre 1920).

les érythèmes toxiques, en particulier les érythrodermies
provoquées par le mercure : ils sont généralisés, évoluent
par poussées, sont souvent très prurigineux, durent parfois
longtemps et se terminent ordinairement par une abondante desquamation ; d'autres fois, l'éruption est encore
plus intense et rappelle tout à fait certaines dermatites
exfoliatrices. Je crois que personne ne discute sur la nature
toxique de ces accidents qui comportent la cessation immédiate du traitement ; je pense (1) qu'ils résultent souvent
d'une altération du médicament par suite d'un humorisme
spécial, en particulier de l'intensité de certaines réactions
oxydantes ; aussi ai-je pu traiter avec succès quelques
malades par l'injection intraveineuse ou l'ingestion de corps
réducteurs, comme l'hyposulfite de soude, aux doses de 5 à
10 grammes par jour, à condition que cette intervention
thérapeutique ne fût pas trop tardive.

Enfin, comme accident toxique moins fréquent, je citerai
l'*albuminurie :* elle est très rare au cours des cures arsenicales ; elle est surtout l'accident du traitement mercuriel.
De même, chez certains malades, les séries d'injections arsenicales, au lieu de déterminer l'euphorie bien connue,
sont suivies parfois de pâleur, d'anémie, d'amaigrissement,
de sécheresse de la peau, en rapport certainement avec des
troubles toxiques. Enfin, j'ai été frappé de constater la
fréquence de l'hyperalbuminose rachidienne isolée, chez des
syphilitiques n'ayant reçu que des sels arsenicaux comme
traitement ; je ne suis pas encore fixé définitivement sur la
signification de cette constatation que, jusqu'à preuve du
contraire, je considère comme un signe d'intoxication
ou d'altération des centres nerveux.

Il faut surtout tâcher de prévoir les accidents toxiques
et, si l'on craint leur apparition, suspendre ou même
cesser le traitement arsenical, et continuer le traitement
mercuriel ; n'ayant pas les mêmes déterminations toxiques,

____

(1) P. RAVAUT, *loc. cit.*, p. 76.

ces deux médicaments se suppléent parfaitement et mieux encore s'associent, comme le prouvent les excellents résultats du traitement mixte arsenico-mercuriel.

S'ils se manifestent, en dehors des soins spéciaux qu'indique la localisation de l'intoxication, je crois utile l'administration de corps réducteurs, comme l'hyposulfite de soude, car je pense que des actes d'oxydation entrent en jeu dans la production de ces accidents. En tout cas, il faut être prudent, savoir apprécier si le plus grand danger vient de la syphilis ou des risques de l'intoxication, et choisir la ligne de conduite qui semblera la moins nocive pour le malade.

En résumé, il résulte de cette rapide étude des accidents du traitement arsenical que, par l'observation, la plupart peuvent être prévus et évités, mais que d'autres constituent de véritables surprises car ils résultent d'altérations médicamenteuses ou de modifications humorales momentanées que l'on ne peut ni déceler ni prévoir. De plus, beaucoup d'entre eux, bien qu'ayant une origine différente, se traduisent souvent par les mêmes symptômes : c'est ainsi que la fièvre, l'ictère, les phénomènes de choc, etc., peuvent provenir tantôt du médicament, tantôt du malade, tantôt de la maladie elle-même ; chez le même malade, la cause de la réaction peut même changer d'une injection à une autre. Il est donc extrêmement important, en présence de réactions, d'étudier chacun des éléments qui peuvent entrer en jeu, de savoir distinguer celles qui sont accidentelles, passagères, de celles qui sont permanentes, se reproduisent à chaque injection et ont une étiologie bien définie. Ces accidents sont heureusement de plus en plus rares et les progrès de la technique, des moyens d'investigation et d'étude arriveront certainement à les faire disparaître complètement.

CHAPITRE V

SYPHILIS HÉRÉDITAIRE

Le fait de la gravidité ne me paraît comporter aucune indication spéciale, et je calque le traitement de la femme enceinte sur celui d'un individu normal, en augmentant encore davantage la surveillance. Je n'insiste donc pas sur ce point, laissant au médecin le soin de proportionner l'intensité du traitement avec l'importance du but à atteindre. Celui de la syphilis héréditaire présente quelques particularités que je voudrais signaler.

Comme la syphilis de l'adulte, celle de l'enfant débute par une septicémie, puis ensuite se localise, donnant lieu plus tard à des manifestations isolées pouvant apparaître à très longue échéance pendant toute la vie de l'hérédo, et même se transmettre à ses propres descendants. Il faut donc, dès sa naissance, le traiter aussi activement que possible pour juguler et détruire l'activité du spirochète.

Chez le nourrisson il faut agir très vite, car le spirochète est dangereux non seulement par la septicémie qu'il produit, mais aussi par les infections secondaires qu'il favorise, par la destruction rapide de tissus et d'organes qui seront nécessaires dans la suite pour assurer le développement et les conditions normales de l'existence du malade. Je suis donc d'avis, dès ce moment, de lui faire suivre, sous forme de cures d'attaque, un traitement mixte arsenico-mercuriel calqué sur celui de l'adulte, mais adapté aux circonstances spéciales.

Pour le traitement mercuriel, on aura recours soit aux frictions (volume d'un petit pois d'onguent mercuriel double par vingt-quatre heures), soit à l'ingestion sous forme de liqueur de Van Swieten (de X à XX gouttes et même plus, trois fois par vingt-quatre heures, dans du lait), soit, mieux encore, aux injections intraveineuses de cyanure de mercure à 1 p. 100 (1/10 à 1/4 de centimètre cube chaque jour). Les injections intramusculaires de sels solubles ou insolubles sont impossibles, en raison de l'absence de muscles.

Le traitement arsenical sera pratiqué au moyen d'injections intraveineuses de novarsénobenzol à doses croissantes et espacées de huit en huit jours ; d'emblée on peut adopter la dose de 1 centigramme par kilogramme du poids de l'enfant. Nous donnons plus loin quelques indications sur la technique des injections intraveineuses chez le nourrisson. Si elles ne sont pas possibles, l'on pourra recourir aux injections sous-cutanées de novarsénobenzol ou d'autres préparations arsenicales.

Le traitement mixte arsenico-mercuriel sera institué sur les mêmes bases et suivant la même technique que celui de l'adulte, car le nourrisson le supporte parfaitement bien.

Le traitement ultérieur de la première et de la seconde enfance relèvera des mêmes indications ; nous n'insistons pas sur la nécessité de sa précocité, de son intensité et de sa prolongation ; ce sont là des questions d'ordre plutôt clinique que thérapeutique.

Dans le traitement général de l'hérédo-syphilitique, plus encore que dans celui de l'adulte, il faut se rappeler que, les atteintes du spirochète étant souvent plus nombreuses et plus étendues, il ne s'agit pas seulement de traiter la syphilis, mais de savoir rechercher les lésions destructives qui ont été produites dans les premiers stades de la maladie. C'est ainsi que le professeur Hutinel a bien mis en lumière le rôle capital des insuffisances glandulaires, de certaines dystrophies, ne se manifestant que tardivement, au moment où la glande ou l'organe lésé deviennent nécessaires au développement de l'enfant ; sur ces organes détruits ou dégénérés, le traitement antisyphilitique est souvent inefficace, car ce sont des lésions résiduelles, cicatricielles et c'est par l'opothérapie, l'hygiène, des traitements généraux que l'on peut suppléer à ces insuffisances parfois aussi multiples que variées. Plus que jamais, le spécialiste doit élargir son horizon et voir plus loin que la syphilis seule ne le lui indiquerait.

CHAPITRE VI

RENSEIGNEMENTS TECHNIQUES

A. — TECHNIQUE DES INJECTIONS INTRAFESSIÈRES

Certains produits ou certains sels, comme les sels mercuriels insolubles (huile grise, calomel, etc.), ne peuvent être injectés que dans l'épaisseur d'un muscle. Les muscles fessiers sont ceux que l'on choisit de préférence. Dans cette région, il faut éviter d'atteindre le nerf sciatique et faire l'injection assez profonde pour qu'elle soit au-dessous de la couche cellulo-adipeuse qui, chez certains sujets, surtout les femmes, est parfois très épaisse (4 à 6 centimètres); il faut de plus que l'injection ne puisse pas refluer du muscle dans le tissu cellulo-adipeux par le trajet de l'aiguille. Pour atteindre ces deux buts, il faut bien choisir sa zone d'injection et se servir d'aiguilles appropriées.

1° *Choix de la zone d'injection.* — Différents points d'injection ont été déjà proposés par Smirnoff, Gaillot, Barthélemy, Fournier, Tixier, Finger, etc. Il nous paraît plus pratique de délimiter une zone dans laquelle tous les points sont bons, pourvu que l'on choisisse l'endroit le plus charnu : il varie avec la musculature de chaque malade et avec le sexe. Ces zones peuvent être ainsi délimitées :

a. Si le malade est debout, injecter toujours au-dessus d'une ligne horizontale menée par le sommet du sillon interfessier (fig. 1) ;

b. Si le malade est assis à califourchon sur une chaise, injecter dans toute la région des fesses ainsi découvertes (fig. 2).

En injectant dans la portion des muscles fessiers qui se trouve dans ces zones l'on est sûr de ne jamais atteindre le nerf sciatique (fig. 3). L'on choisira le point où les muscles sont le plus saillants et le plus épais ; au cours d'un traitement longtemps poursuivi, il sera toujours facile de trouver des points différents dans ces zones largement délimitées.

2° *Choix de l'aiguille.* — Le calibre doit être aussi faible

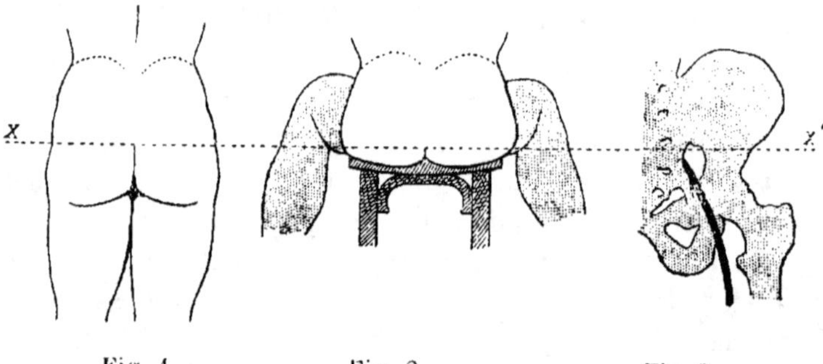

Fig. 1.   Fig. 2.   Fig. 3.

que possible pour éviter le reflux du médicament dans le trajet de l'aiguille au moment où on la retire.

La longueur doit être de 6 centimètres au moins si le sujet est maigre ; elle doit être de 8 à 10 centimètres pour des femmes grasses et ne pas oublier que, dans ce cas, le pannicule adipeux peut atteindre 4 à 6 centimètres à lui seul.

Il est préférable de prendre des aiguilles en acier bien soudées à l'embase, car les aiguilles de platine présentent souvent des fissures sur le côté ; en tout cas, l'on s'assurera qu'elles ne présentent pas cet inconvénient.

Il ne faut jamais craindre d'injecter trop profondément et même de buter sur l'os, car une injection trop profonde, même faite au contact des os du bassin, n'est pas dangereuse, alors qu'une injection trop superficielle peut être suivie de douleurs, d'abcès ou d'escarres.

Les aiguilles seront stérilisées par ébullition et non flambées, ce qui en altère le piquant et les recouvre d'un dépôt noirâtre qui peut tatouer la peau.

Avant de faire bouillir l'aiguille, il est nécessaire de faire passer un peu d'eau au moyen d'une seringue pour vider le contenu de l'aiguille.

La piqûre étant faite, on laisse l'aiguille en place un instant avant de pousser l'injection pour s'assurer qu'il ne s'écoule pas de sang et que son extrémité ne plonge pas dans un vaisseau.

B. — TECHNIQUE DES INJECTIONS INTRAVEINEUSES A LA SERINGUE

a. Le malade sera à jeun de préférence, mais cette condition n'est pas absolument nécessaire.

b. L'injection peut être faite dans n'importe quelle veine. Celles du pli du coude sont les mieux disposées, surtout au bras droit.

c. Comprimer modérément (pouls radial toujours perceptible) le bras, au-dessus du pli du coude, au moyen du tube de caoutchouc maintenu en place par la pince à forcipressure ; attendre une à deux minutes que les veines soient bien tendues ; on peut augmenter leur turgescence en frottant la peau avec de l'ouate imbibée d'eau très chaude ou de xylol.

d. Dès que les veines sont gonflées, choisir celle qui donne au doigt la sensation la plus nette d'un cordon plein.

Le doigt est préférable à l'œil pour le choix de la veine : il reste le seul guide quand les veines ne sont pas visibles.

e. Faire aussitôt la désinfection locale avec un peu d'alcool ou d'éther.

f. Le matériel d'injection sera préparé d'avance; il ne faut pas faire flamber l'aiguille ni se servir d'une aiguille rouillée, sous peine de laisser un point noir de tatouage qui ne s'efface pas.

On fera la solution au dernier moment.

g. Prendre ensuite la seringue préalablement chargée. Vérifier que l'aiguille est fortement ajustée. Tenir entre le pouce et l'index le corps de pompe ; le médius, à cheval sur le corps de pompe et le piston, maintient celui-ci en place.

h. Perforer la peau au-dessus de la veine choisie, en maintenant la seringue le plus possible parallèle à la surface cutanée.

Si la veine ne fuit pas devant l'aiguille, la perforer directement par un petit coup sec.

Si la veine fuit parallèlement, la poursuivre en l'abordant de flanc et, dès que la pointe de l'aiguille prend contact avec elle, la perforer d'un coup sec.

L'aiguille ayant pénétré dans la veine, le sang reflue dans la seringue presque aussitôt; sinon, faire une légère aspiration avec le piston.

Il y a avantage à employer une aiguille fine pour éviter les traces laissées par la piqûre et les hémorragies sous-cutanées possibles, après la perforation de la veine ; mais avec une aiguille fine le sang reflue plus lentement dans la seringue et risque de se coaguler dans l'aiguille, ce qui peut faire croire que la veine n'est pas perforée. Aussi, lorsque les veines sont bien apparentes et que l'on est sûr de bien les atteindre, on peut utiliser une aiguille fine, mais si elles sont d'un accès difficile ou peu visibles, il est préférable et plus sûr de prendre une aiguille assez grosse permettant au sang de refluer aussitôt dans la seringue.

i. Lorsque le sang a nettement reflué dans le corps de pompe, enlever le lien en détachant la pince à forci-pressure, puis pousser très lentement l'injection.

Plus la dose de médicament est *élevée*, plus l'injection

doit être *poussée lentement*, afin de permettre au médicament de se diluer dans le sang ; cinq minutes sont au moins nécessaires, surtout si l'on ne connaît pas la susceptibilité du malade. Il est bon de pousser d'abord le dixième de la dose et d'attendre une minute pour juger de l'effet produit ; continuer ensuite en poussant par petites secousses de temps en temps le piston de la seringue. On peut encore aspirer du sang dans la seringue, puis réinjecter, aspirer de nouveau, et ainsi de suite à plusieurs reprises pour mélanger plus intimement le sang et le médicament.

L'injection doit être absolument indolore. Si la seringue fonctionne bien, la pression sur le piston doit être extrêmement légère et il ne doit se produire aucun œdème autour de la piqûre.

j. Si une partie de l'injection pénétrait dans le tissu cellulaire, il se produirait immédiatement de la douleur et de la rougeur et, au bout de quelques heures, de l'œdème. Le nodule qui en résulte alors s'indure de plus en plus et se résorbe très lentement ; parfois même, il peut à la longue se former une escarre. Pour éviter cet accident, il est préférable de pratiquer, aussitôt après la piqûre malheureuse, une petite incision suivie de curetage. C'est le seul accident à craindre ; il est facilement évité en suivant rigoureusement la technique indiquée.

C. — TECHNIQUE DE L'INJECTION INTRAVEINEUSE CHEZ LE NOURRISSON

D'après Simpson, Thatcher et Blechmann, on peut utiliser chez le nourrisson :

a. La veine jugulaire externe, qui se distend lorsque l'enfant pleure ou fait un effort ; inutile d'essayer de comprimer la veine à sa base, les plans sous-jacents étant trop dépressibles.

b. Les veines épicraniennes qui sont souvent volumineuses chez les petits hérédos ; pour les faire saillir, attendre que l'enfant pleure ou crie, ou comprimer le confluent des veines temporales.

c. Les veines dorsales du pied, qui deviennent souvent saillantes par la compression au-dessus des malléoles.

PALUDISME

CHAPITRE PREMIER

NOTIONS GÉNÉRALES SUR LES INDICATIONS ET LA DIRECTION DU TRAITEMENT

Les premières manifestations de l'infection par l'Hématozoaire de Laveran se traduisent par des symptômes fébriles plus ou moins continus, mal déterminés, souvent d'allure typhoïde : ils sont les signes principaux du paludisme primaire. Cette période de la maladie s'observe surtout dans la zone d'infestation. Puis ensuite, au bout de quelques jours, l'affection revêt son véritable aspect de fièvre intermittente survenant par accès : à ce moment débute la période secondaire. C'est à ce stade que nous observons le plus souvent en France les paludéens, car presque tous se sont contaminés au loin ; les cas de paludisme autochtone existent encore dans certaines régions de la France et il faut s'en souvenir.

Ces foyers, qui existaient avant la guerre, sont les principales sources de contagion, car les paludéens provenant de l'armée d'Orient n'ont guère disséminé leur maladie, contrairement à ce que l'on avait craint.

Cette distinction est surtout importante en matière de thérapeutique, car il est possible, à la première période, d'obtenir par un traitement précoce et énergique la stérilisation de la maladie, alors qu'au contraire la constatation des symptômes de la période secondaire fait disparaître cet espoir.

1° PALUDISME PRIMAIRE

C'est aux médecins (1) de l'armée d'Orient que nous emprunterons les notions suivantes, car ils ont pu observer sur place un grand nombre de malades, les étudier et bien décrire ces premiers stades du paludisme.

Dès les premiers jours de l'infection, le malade présente des symptômes généraux qui ne rappellent en rien le paludisme.

Tantôt il s'agit de réactions fébriles continues pouvant simuler les fièvres typhoïdes ou paratyphoïdes ; tantôt les localisations sur différents viscères, le système nerveux, les organes des sens, peuvent faire penser à des affections fébriles spéciales à ces organes : c'est ainsi que l'hépatite, la méningite, la dysenterie, etc., sont fréquentes à cette période et ne sont pas toujours rattachées au paludisme.

Cette période de septicémie de la maladie dure plusieurs semaines, puis les hématozoaires vont se retrancher dans différents organes et y rester à l'état de vie latente ; ils n'en ressortent qu'à certaines occasions pour envahir à nouveau l'organisme, mais cette fois la septicémie n'est que transitoire et se traduit par l'accès fébrile revenant selon un rythme régulier, le plus souvent.

A cette période septicémique initiale, alors que le parasite n'a pas encore eu le temps d'organiser sa résistance dans différents viscères ou divers tissus, il est possible d'obtenir, par un traitement énergique, la stérilisation de la maladie, mais il ne faut pas perdre de temps.

Le but principal, dès que le malade est infecté par l'hématozoaire, est d'empêcher la formation des gamètes. Ils n'apparaissent jamais avant le huitième ou le dixième jour.

(1) Abrami. Le paludisme primaire en Macédoine et son traitement (*Presse médicale*, n° 17, 22 mars 1917). — Armand Delille, Paisseau, Abrami, Lemaire. Le paludisme macédonien. Collection horizon, 1917.

Leur apparition dans l'organisme présente un double danger. D'une part, ce sont les seules formes du parasite qui, absorbées par le moustique, soient susceptibles de perpétuer la race ; ce sont donc les seules sources de l'épidémie palustre : empêcher la formation des gamètes, c'est enrayer la propagation du paludisme. D'autre part, très résistants à la quinine, ces éléments entretiennent la chronicité de la maladie, en donnant naissance à de nouvelles générations de parasites, qui, au fur et à mesure de leur éclosion, provoquent les manifestations fébriles intermittentes : empêcher la formation des gamètes, c'est arrêter l'évolution du cycle parasitaire dans l'organisme humain. Il est donc possible de stériliser la maladie si l'on arrive à temps pour empêcher la formation des gamètes ; ce moment passé, ils envahissent l'organisme, se retranchent dans différents organes et ne peuvent être atteints que par des traitements systématiquement répétés, comme nous le verrons plus loin.

Telles sont les raisons de la précocité du traitement à cette phase initiale du paludisme ; de plus, il doit être intensif, car des doses faibles de quinine sont insuffisantes et provoqueraient même le développement des formes de résistance.

L'expérience a montré à M. Abrami qu'il était nécessaire d'atteindre la dose de 3 grammes de quinine par jour, et nous verrons plus loin comment peut être réalisé le traitement de la période primaire du paludisme, véritable traitement abortif, entraînant en quelques jours la guérison de la maladie.

2° PALUDISME SECONDAIRE

Alors qu'à la période précédente l'hématozoaire vagabonde dans tout l'organisme, touchant la plupart des viscères, mais ne se fixant encore dans aucun, à la période secondaire, au contraire, il pénètre au sein de quelques organes, s'y retranche et y végète silencieusement. Puis, à certains moments, il fait irruption dans la circulation sanguine, s'y développe, manifestant bruyamment sa vitalité par la production de l'accès fébrile. Cette crise passée, tout rentre dans l'ordre, mais le parasite n'en reste pas moins vivant dans la profondeur des tissus qui l'hébergent, guettant l'occasion favorable pour reprendre ses incursions.

Le premier but thérapeutique est de faire cesser toute manifestation extérieure : c'est relativement facile, trop même quelquefois, car ce succès fait abandonner la poursuite du traitement. Il faut, au contraire, à ce moment, penser que la manifestation clinique constatée a son origine dans un foyer latent profondément caché et que si le médecin ne l'attaque pas de parti pris, tôt ou tard de nouveaux symptômes morbides viendront lui montrer qu'il avait eu tort de les négliger. Aussi, pour éviter ces retours offensifs, le traitement doit être systématiquement appliqué, et, à défaut du médicament stérilisant la maladie, il doit être aussi systématiquement prolongé.

En matière de paludisme, ces notions ne sont pas toujours suffisamment comprises. La meilleure preuve nous en est fournie par ce qui s'est passé pendant la guerre à l'armée d'Orient, au début de sa formation tout au moins : le traitement subi par les premiers malades évacués d'Orient a été généralement trop superficiel et insuffisamment prolongé. Il en est résulté que pendant plus d'un an, avant la création des hôpitaux spéciaux, les rapatriés de Macédoine ont erré d'hôpital en hôpital : ils y recevaient, au hasard, des doses infimes de quinine, ou bien ne l'absorbaient même pas et étaient considérés comme guéris dès que l'accès avait disparu. Au commencement de l'année 1917, des milliers de paludéens étaient hospitalisés dans la 15e région et beaucoup d'entre eux n'avaient pas quitté les hôpitaux depuis un an, conservant sans cesse des accès, de l'anémie, les rendant incapables de reprendre leur service.

Beaucoup escamotaient la quinine et, dès que le traitement
a été discipliné, bien réglé, l'aspect du paludisme s'est
aussitôt modifié, mais le traitement dut être d'autant plus
long que la maladie était de date plus ancienne. Par mes
fonctions de chef de secteur, j'ai pu, chez ces nombreux
malades, voir les résultats des différents modes de traitement ; après de nombreux tâtonnements, j'ai pu dégager
la formule du traitement qui m'a paru la plus active ;
elle est facilement applicable par tout médecin, même par
le malade, et ne comporte aucun risque thérapeutique.
Nous en avons éprouvé l'efficacité chez plusieurs milliers de paludéens infectés depuis un temps plus ou moins
long.

Nous étions arrivés à cette conclusion que ceux qui présentent des accès répétés, des parasites dans le sang ou qui
n'ont pas été suffisamment traités jusqu'alors, doivent
subir des séries de cures d'attaque permettant de faire
cesser d'abord les manifestations de l'hématozoaire, puis
de le réduire et de le tuer sur place.

Sous l'influence de ces cures, les accès cessent rapidement
et les parasites disparaissent du sang, mais selon les formes
ce résultat est plus ou moins rapide : souvent, dans la tierce
maligne, il est difficile d'amener la disparition des croissants
et ce n'est que par des cures répétées que ce résultat peut
être atteint.

L'évolution clinique et l'examen du sang peuvent servir
de guides dans la direction du traitement, mais le malade
peut ne plus présenter d'accès, son sang ne plus révéler la
présence de parasites, et cependant il est nécessaire de
continuer le traitement pour obtenir la disparition de
foyers latents et profonds susceptibles de se réveiller ; le
traitement doit donc être systématiquement prolongé, bien
qu'aucun signe n'en montre la nécessité. Seule l'épreuve
du temps prouvera si cette action a été suffisante. Dans ces
conditions, il n'est pas nécessaire de recourir à des cures
d'attaque aussi vigoureuses, mais, en l'absence de signes

permettant d'affirmer la guérison du malade, il nous paraît prüdent de recourir à un traitement d'entretien.

Nous voyons donc combien le spirochète de la syphilis et l'hématozoaire du paludisme présentent d'analogie dans leur parasitisme ; le second, heureusement, paraît moins résistant que le premier, ne se transmet pas par hérédité, a des périodes de latence moins longues et ses complications tardives, lorsqu'elles existent, sont beaucoup moins redoutables. Il en résulte que la thérapeutique doit s'inspirer des mêmes principes et essayer d'atteindre les mêmes buts.

Tout d'abord il est possible, dans les milieux exposés à la contagion, de l'éviter par un *traitement préventif:* il existe une prophylaxie véritablement efficace du paludisme. Puis, si l'infection se produit, pendant les premiers jours on peut faire avorter la maladie pendant toute sa phase primaire : c'est le *traitement abortif.* Plus tard, le parasite envahit l'économie, se retranche au sein de divers tissus et ne peut être détruit que par des séries de cures répétées et vigoureusement menées : c'est le *traitement d'attaque,* celui auquel on aura le plus souvent recours. Enfin, comme aucun signe ne permet d'affirmer la guérison, alors même que les signes cliniques et biologiques permettent d'y penser, nous conseillons, dans le doute, la prudence et la continuation discrète du traitement sous forme de *traitement d'entretien.*

CHAPITRE II

LE CHOIX DE LA NATURE ET DE LA FORME D'ADMINISTRATION DES MÉDICAMENTS

Il me paraît inutile d'insister longtemps sur ce point. Deux médicaments s'imposent : l'un, la quinine, est un spécifique qui a fait depuis longtemps ses preuves ; l'autre, l'arsenic, est un adjuvant très utile, mais ne saurait la remplacer. D'autres produits ont été essayés, mais aucun n'a les vertus thérapeutiques des premiers ; nous ne ferons que les signaler.

A. — QUININE

La *quinine* s'impose d'une façon absolue : c'est le seul médicament spécifique. Quelques médecins ont pu l'accuser d'être inefficace contre le paludisme d'Orient, croyant qu'il s'agissait d'une variété spéciale de maladie, quinino-résistante ; certains même proclamèrent la faillite de la quinine. Dans un article de la *Presse médicale* (1) et dans un rapport présenté, le 15 octobre 1917, à une réunion sur le paludisme, présidée par M. le sous-secrétaire d'État, j'ai montré de nombreux tracés permettant de constater l'efficacité remar-

(1) P. RAVAUT, RÉNIAC, DE KERDREL et KROLUNITSKY, Le paludisme d'Orient vu à Marseille (*Presse médicale*, n° 47, 16 août 1918).

quable de la quinine sur ce paludisme de Macédoine. Chez des malades hospitalisés depuis des mois et même plus d'une année, considérés comme rebelles à l'action de la quinine, j'ai pu prouver que si les accès persistaient, c'était parce que les soldats ne prenaient pas leur quinine, ou qu'elle ne leur était pas donnée à doses suffisantes. J'ai même remis au musée du Val-de-Grâce un tableau reproduisant un certain nombre de tracés tout à fait caractéristiques. Chacun d'eux est divisé en deux parties : la première, parfois longue d'une année, représente une courbe irrégulière entrecoupée d'accès, pendant laquelle, la quininisation n'étant pas suffisamment surveillée, les malades ne prenaient pas la quinine qui leur était donnée ; la seconde, tout à fait régulière et apyrétique, succédant immédiatement à la première, pendant laquelle la quininisation était bien réglée et surveillée. Ces tracés, choisis parmi plusieurs milliers analogues, sont caractéristiques. Chez tous les paludéens qui m'ont été présentés comme quinino-résistants, il a suffi de discipliner l'administration de la quinine pour ramener aussitôt la température à la normale. En même temps s'évanouit cette légende qui commençait à se créer sur l'inefficacité de ce médicament chez les paludéens évacués d'Orient.

Le sel le plus couramment employé est le chlorhydrate de quinine. La *dose* thérapeutique doit atteindre au moins 2 grammes par vingt-quatre heures, et même plus dans les cas graves. Tous les auteurs sont d'accord sur ce chiffre ; beaucoup même le considèrent comme un minimum. Nos constatations confirment cette opinion et nombreuses sont nos observations de malades qui, malgré des doses de 1 gramme et même 1gr,50, présentèrent des accès pendant des mois, alors que des doses plus élevées les firent cesser aussitôt. De même, bien que l'on ait dit que la quinine n'avait aucune action sur les croissants, il est très souvent possible de les faire disparaître par l'ingestion continue de doses élevées.

Mais le point le plus important dans le traitement est de s'assurer que le médicament est réellement absorbé. Cette recommandation paraît superflue chez des malades qui ont le désir de guérir, mais dans les hôpitaux militaires elle est absolument nécessaire. Pendant toute la guerre, sur les fronts exposés au paludisme, tant dans les corps de troupe que dans les hôpitaux, la surveillance de la quininisation, soit préventive, soit curative, a été une des plus grosses difficultés de la lutte contre le paludisme. Ce n'est que par une surveillance continuelle de tout son personnel et des malades, par une méfiance soutenue, que le médecin constatera les succès qu'il doit obtenir à coup sûr. Pour éviter toute fraude, il doit assister aux distributions du médicament et vérifier sa présence dans les urines, au moyen du réactif de Tanret, presque chaque jour.

Il est évident que, s'il était possible d'injecter la quinine sans inconvénient sous la peau et dans les veines, toute méfiance serait inutile, mais malheureusement, pour un traitement prolongé ces voies d'administration ne sont pas pratiques.

1º **Voie buccale.**

Par *la voie buccale*, la quinine peut être ingérée sous forme de comprimés, de cachets ou de solution. Dans le traitement hospitalier, tout le monde s'accorde pour reconnaître que la solution représente le meilleur mode d'administration : elle supprime toute fraude et toute tentation de dérober la quinine qui n'est pas absorbée, ce qui est très facile si elle est donnée en cachets ou en comprimés. Elle sera distribuée par rations à chacun des deux principaux repas : 30 centimètres cubes d'une solution à 33 grammes par litre d'eau représentant 1 gramme de quinine. Ainsi mélangée aux aliments, elle est bien tolérée ; l'intolérance gastrique est bien plus souvent le fait de la mauvaise volonté du malade que de troubles digestifs véritables.

Des limonades acides facilitent beaucoup la tolérance et l'absorption du chlorhydrate de quinine.

Tout récemment j'ai fait enrober à l'Institut Pasteur, et par M. Billon, des comprimés de quinine dans du gluten (1): ils ne s'ouvrent que dans l'intestin et j'ai constaté que, sous cette forme, la quinine était parfaitement supportée par les estomacs les plus intolérants.

2º Voie veineuse.

L'injection intraveineuse est un excellent mode d'administration de la quinine, donnant des résultats très rapides, mais c'est, à notre avis, un procédé d'exception, utilisable seulement dans certaines conditions, car elle suppose, pour un long temps, l'intervention quotidienne du médecin. Elle a ses indications dans les cas graves, nécessitant l'action thérapeutique immédiate, comme les accès pernicieux. MM. Carnot et de Kerdrel (2) s'en sont faits les ardents défenseurs et en ont obtenu d'excellents résultats.

La technique est très simple. Il suffit de diluer dans 20 centimètres cubes de sérum physiologique une des ampoules préparées d'avance :

Chlorhydrate de quinine.................. 0^{gr},40
Uréthane............................... 0^{gr},20
Eau.................................... 1 gramme.

L'injection se fait dans une veine du bras comme une injection intraveineuse ordinaire. Il faut avoir soin d'injec-

(1) P. RAVAUT, La suppression des troubles gastriques déterminés par la quinine au cours du traitement du paludisme (*Presse médicale*, nº 16, 18 mars 1918).

(2) CARNOT et DE KERDREL, Les injections intraveineuses de quinine dans le traitement du paludisme secondaire (*Paris médical*, nº 16, janvier 1917).

ter lentement pour éviter les légers phénomènes de choc qui peuvent se produire quelquefois : congestion de la face, palpitations, tremblements, etc., peu graves d'ailleurs. L'injection doit être très correctement faite car, même diluée, cette solution poussée en dehors de la veine, dans le tissu cellulaire, est très douloureuse et peut produire des indurations longues à se résorber et même des escarres.

Même injectée par voie veineuse, il n'est pas possible de diminuer la dose de 2 grammes souvent nécessaire dans le traitement du paludisme. Or, malheureusement, l'expérience montre que, par cette voie, l'on ne peut pas injecter plus de 0^{gr},80 en une seule fois ; il faudrait donc faire trois injections intraveineuses par jour pour atteindre cette dose de 2 grammes, ce qui n'est possible que pour des cas exceptionnels comme les accès pernicieux ou les cas rares d'intolérance gastrique absolue. C'est là le gros obstacle que présentent les injections intraveineuses de quinine, et c'est regrettable, car elles constituent un mode de traitement agissant très rapidement mais qui, par ce fait, ne peut être pratiquement utilisé que temporairement dans un moment critique.

3º Voie sous-cutanée et intramusculaire.

La quinine peut être injectée sous la peau ou dans les muscles ; la formule la plus simple est celle que nous donnons plus haut. Ce mode de traitement serait parfait s'il ne présentait pas plusieurs inconvénients : tout d'abord des accidents locaux sont à craindre, même par l'emploi de solutions diluées ou isotoniques ; des complications graves (escarres, paralysies sciatiques) se produisent parfois à très longue échéance, et elles ont été trop souvent constatées chez des malades évacués d'Orient. Les injections peuvent être très utiles dans certaines circonstances, mais doivent être pratiquées par le médecin lui-même. Ces rai-

sons les rendent exceptionnelles et peu pratiques dans une
thérapeutique courante, si bien qu'au cours de la guerre
l'emploi en fut proscrit à plusieurs reprises. De plus, en
dehors de ces inconvénients, pour atteindre la dose de
2 grammes de quinine, il faudrait multiplier les injections
car l'on ne peut guère injecter plus d'une dose de $0^{gr},40$ en
une fois, ce qui augmente beaucoup les chances d'accident.

Cependant, à l'armée d'Orient, M. Abrami est **parvenu**
à injecter couramment la quinine dans le tissu cellulaire et
s'en est montré très satisfait. Voici comment il procède :

A la solution ordinaire de quinine-uréthane, M. Abrami
reproche d'être hypertonique, ce qui gêne son absorption ;
cet inconvénient suffit à condamner une méthode destinée
au contraire à permettre une pénétration rapide du médicament. De plus, les injections déterminent souvent des
nodosités inflammatoires douloureuses dans lesquelles la
quinine séjourne indéfiniment ; avec la répétition des
piqûres, l'action caustique de cette dernière expose à des
nécroses, véritables abcès aseptiques plus ou moins éten-
dus, toujours profonds, et qui, une fois ouverts, ne cica-
trisent que très lentement. Pratiquées au voisinage du
nerf sciatique, ces injections ont donné lieu, dans de trop
nombreux cas malheureusement, à des paralysies sciatiques parfois définitives. Il préconise l'emploi de solutions
étendues de quinine répondant à cette formule :

Chlorhydrate de quinine	10 grammes.
Uréthane	3 —
Eau	200 cent. cubes.

Elles réduisent au minimum la causticité du produit
et permettent une absorption très rapide. Ces solutions
étendues, isotoniques, sont injectées à la région postérieure
du thorax et dans les parois latérales des flancs et de
l'abdomen. L'injection doit être faite dans le tissu cellu-

laire sous-cutané, la pénétration de liquide dans le derme étant susceptible de provoquer de la nécrose. L'aiguille, longue de 5 centimètres au moins, sera enfoncée seule d'abord ; ce n'est qu'après s'être assuré de sa mobilité parfaite dans le tissu cellulaire que la seringue est adaptée et que l'injection est poussée lentement. M. Abrami préfère ces injections à toutes les autres méthodes et les considère comme à peu près exemptes de complications.

Il a pu injecter ainsi jusqu'à 60 centimètres cubes de cette solution, représentant 3 grammes de quinine.

Nous avons essayé cette solution et nous sommes moins optimiste que son auteur : elle est souvent douloureuse et laisse chez certains malades des nodules parfois assez gros et persistants.

En somme, de tous les modes d'administration de la quinine, le plus pratique, pour un traitement de longue haleine, nécessitant un emploi quotidien du médicament, nous paraît la voie buccale. Son principal inconvénient est de fatiguer parfois l'estomac, mais en prenant quelques précautions, en usant de comprimés de quinine enrobés dans du gluten, il est possible de les supprimer et de rendre tout à fait tolérable l'ingestion de la quinine.

La *poudre de quinquina* peut rendre de grands services et même suppléer la quinine si elle est donnée à doses suffisantes : 9 grammes par jour en moyenne en cachets ou en décoction. M. Baufle (1) a étudié ce vieux mode de traitement, en a montré certains avantages et donné une formule de préparation que nous reproduisons plus loin. La poudre de quinquina nous a donné de bons résultats chez de vieux paludéens, quininés depuis longtemps et présentant encore de l'anémie et surtout de l'hypertrophie du foie et de la rate.

(1) Baufle, Le quinquina dans le traitement du paludisme (*Paris médical*, n° 16, 20 avril 1918).

B. -- **ARSENIC**

On connaît depuis longtemps les bons effets de l'arsenic dans le traitement du paludisme, mais il n'a jamais été capable d'égaler ou de supplanter la quinine. Il n'est pas spécifique, et c'est surtout par son rôle eutrophique qu'il exerce son action. Nous avons essayé à plusieurs reprises et sous différentes formes de l'utiliser, et toujours nous avons été obligé de recourir à la quinine.

Les *injections intraveineuses de novarsénobenzol*, ainsi que l'ont déjà constaté de nombreux auteurs, semblent avoir quelquefois une action efficace sur les manifestations aiguës du paludisme ; les accès qui se succédaient depuis longtemps peuvent cesser à la suite de quelques injections, mais cette amélioration n'est qu'apparente, car tôt ou tard la maladie reparaît, avec une violence même accrue quelquefois. Sur les parasites et surtout sur les croissants, l'action de ces injections nous paraît relativement faible comparée à celle de la quinine. C'est surtout sur l'état général, sur l'anémie, que ces sels arsenicaux nous paraissent utiles, beaucoup plus que sur l'hématozoaire lui-même. Aussi, quelques auteurs, frappés surtout par cette amélioration de l'état général, par la disparition des accès à la suite des premières injections, ont-ils cru bon de mettre sur le même pied l'efficacité des novarsénobenzènes dans la syphilis et le paludisme ; nous ne partageons pas cette opinion, car ces améliorations, même à la suite de traitements prolongés, ne sont pas durables ; tôt ou tard, les rechutes apparaissent et, cette fois, l'action des sels arsenicaux est beaucoup moins efficace. Ils nous paraissent donc insuffisants, à eux seuls, pour s'opposer à l'évolution de l'hématozoaire, même si leur usage est suffisamment prolongé.

Au contraire, associés aux sels de quinine, ils peuvent rendre de grands services, surtout dans les formes graves de paludisme avec hémorragies et albuminurie. Nous avons noté (1) ces bons effets et insisté sur l'action efficace de petites doses de novarsénobenzol injectées par voie veineuse contre les hématémèses, les hématuries et même l'albuminurie ; souvent nous avons constaté que l'injection intraveineuse de quinine était nocive, alors que l'injection intraveineuse de novarsénobenzol, associée à l'ingestion de quinine, donnait un excellent résultat. De plus, les sels arsenicaux agissent surtout contre l'anémie, qui est un symptôme constant chez les paludéens présentant des formes hémorragiques.

Depuis, nous avons constaté que les *novarsénobenzènes* avaient une action efficace, si on les associe à la quinine, en administrant ces deux médicaments *par voie buccale*. Dans ce but, M. Billon a fabriqué, sous le nom de Narsénol, des comprimés de novarsénobenzol à la dose de $0^{gr},10$; isolés par une enveloppe protectrice, ils ne s'oxydent pas à l'air ; mélangés à une substance réductrice, ils ne s'altèrent pas à la longue ; enfin, la matière enrobante, ne se dissolvant que dans l'intestin, évite les troubles gastriques qui peuvent apparaître chez des malades sensibles. Nous verrons plus loin les résultats de ce traitement mixte du paludisme par la voie buccale qui, dans de multiples circonstances, présente de grands avantages.

Les sels arsenicaux, même sous la forme de novarsénobenzènes, n'ayant pas d'action spécifique dans le traitement du paludisme, nous avons recherché si, sous des formes plus maniables, d'autres composés ne rempliraient pas le même but, et nous nous sommes adressé aux cacodylates.

Le *cacodylate de soude* ou l'*arrhénal* peuvent remplacer les sels arsenicaux précédents, mais ils doivent être utilisés à haute dose.

Déjà MM. Danlos, Bory et surtout des auteurs améri-

(1) P. RAVAUT et DE KERDREL, Essai sur le traitement mixte du paludisme par les cures arsenico-quiniques (*Société médicale des hôpitaux*, 9 mars 1917).

cains avaient essayé de remplacer les arsénobenzènes par des doses élevées de cacodylate (4 grammes par jour) dans le traitement de la syphilis et se louaient des résultats obtenus. Je conseillai à mon élève Maréchal, en 1917, d'étudier plus complètement cette question et il en fit le sujet de sa thèse (1). Il a montré que des doses paraissant très élevées (jusqu'à 6 grammes par jour) pouvaient être tolérées pendant plusieurs jours de suite, et il a donné les résultats de ses essais thérapeutiques dans plusieurs affections.

Dans le traitement du paludisme, le cacodylate de soude, à la dose de 1 gramme par jour en injections sous-cutanées ou même intraveineuses, peut être très utile, et nous l'avons employé à doses répétées et prolongées dans les cures d'attaque de la maladie, en association avec la quinine. La solution employée est à 10 p. 100. Malheureusement, si, pour des raisons diverses, il est impossible de pratiquer des injections sous-cutanées aussi fréquemment qu'il serait nécessaire, ce médicament ne peut pas être donné à ces doses élevées par la voie buccale, car il est mal supporté par le tube digestif. C'est alors que l'on peut lui substituer les novarsénobenzols, comme nous l'avons indiqué plus haut.

Je préfère de beaucoup le cacodylate de soude à l'arrhénal dont les solutions sont moins stables et souvent douloureuses ; elles doivent être stérilisées par tyndallisation et, malgré cette précaution, certains verres de mauvaise qualité peuvent décomposer l'arrhénal qui devient très douloureux, se résorbe mal et peut même provoquer des abcès.

Même à la dose moyenne de 1 gramme par jour, qui peut paraître élevée, le cacodylate est bien toléré. Quelquefois, chez certains malades nerveux et prédisposés, il peut produire un peu d'excitation cérébrale, des vertiges légers ; ces symptômes sont très rares et ne sont que passagers.

(1) MARÉCHAL, Essai sur les hautes doses de eacodylate de soude en thérapeutique (Thèse de Paris, 1919).

Enfin, dans la série des sels arsenicaux, j'ai essayé également l'atoxyl qui, en plus de ses inconvénients possibles, ne présente aucune supériorité sur les précédents.

En résumé, les sels arsenicaux, n'ayant pas d'action spécifique dans le traitement du paludisme, peuvent être utilisés sous différentes formes. Alors que dans la syphilis les types d'arsénobenzènes et de novarsénobenzènes représentent ceux qui doivent être utilisés en raison de leur action véritablement spécifique, dans le paludisme, au contraire, l'arsenic, n'étant qu'un adjuvant, peut être employé soit sous cette forme, même par voie buccale, soit sous forme d'injections de cacodylate. La quinine reste seule le médicament véritablement spécifique, et son association aux arsenicaux présente de grands avantages, comme nous le verrons.

C. — AUTRES MÉDICAMENTS

De nombreux médicaments ont été proposés dans le traitement du paludisme et n'ont eu qu'une vogue éphémère. Certains paraissent donner des résultats immédiats très encourageants, mais qui ne durent malheureusement pas. Nous ne ferons que signaler l'émétique, les préparations ferrugineuses, certains sels de manganèse. A plusieurs reprises, j'ai essayé l'action du bleu de méthylène préconisé par M. Boinet. Soit sous forme de cachets, soit sous forme d'injections, ce colorant n'a pas d'action spécifique ; comme bien d'autres médicaments, il ne peut être qu'un adjuvant de la quinine. Dans le même ordre d'idées j'ai essayé, sans résultats durables, certains colorants, comme le méthylblau, le trypanroth, etc.

CHAPITRE III

L'EMPLOI DE CES MÉDICAMENTS AUX DIF-FÉRENTES PÉRIODES DU PALUDISME. LES FORMES DE TRAITEMENT.

Alors que, dans l'étude du traitement de la syphilis, nous avons longuement discuté les avantages et les inconvénients de l'arsenic et du mercure, leur meilleur mode de rendement selon qu'ils sont employés isolément ou associés, etc., parce que tous deux se comportent comme de véritables spécifiques contre le spirochète, dans le paludisme cette discussion nous paraît inutile car tout le monde s'accorde à reconnaître que la quinine est le seul médicament vraiment actif ; c'est à elle qu'il faut recourir immédiatement, si l'on veut obtenir un résultat certain, ce qui est le cas pour les traitements préventif et abortif. Plus tard, lorsque la maladie est devenue chronique et ne peut être déracinée que par des cures d'attaque longtemps prolongées, il devient nécessaire de recourir à des adjuvants du traitement quinique et c'est alors que le traitement arsenical trouve ses principales indications. Plus tard enfin, lorsque le paludisme semble réduit et peut-être même guéri, mais sans que nous puissions en avoir la preuve certaine, il est prudent de maintenir ces bons résultats par des cures d'entretien dans lesquelles quinine et arsenic seront avantageusement associés.

Leur mode d'emploi sera donc déterminé par la période

de l'évolution du paludisme à laquelle on est appelé à le traiter, par des considérations d'ordre pratique : ce sont ces différentes indications que nous allons maintenant étudier.

A. — TRAITEMENT PRÉVENTIF

L'efficacité du traitement préventif a fait l'objet de nombreuses discussions ; presque tout le monde en admet la nécessité dans les milieux infectés par le paludisme ou présentant les conditions nécessaires pour que l'infection soit possible. Quelques-uns, ayant cru constater quelquefois sa faillite, se hâtent d'en proclamer l'inutilité.

Il a pour but, par l'administration régulière de la quinine, de rendre le sujet exposé à la contagion réfractaire à la contamination par la piqûre de l'anophèle nécessaire pour transmettre la maladie.

Aussi, avant de dire que le traitement est inefficace, il faut s'assurer qu'il a été correctement effectué et que le médicament a été régulièrement ingéré. Nous avons tous vu pendant la guerre des paludéens, même instruits, même d'un grade élevé, critiquer les méthodes préventives, en citer de nombreux échecs, même personnels, et si l'on se donne la peine de faire une enquête un peu serrée, l'on retrouve toujours soit une faute de technique, soit une négligence, soit quelquefois, malheureusement, un véritable sabotage de la médication préventive. Pour juger la question il ne faut pas se fier à ce que l'on vous dit ou à ce que l'on écrit, mais vérifier soi-même, à chaque instant, par l'examen des urines, si la quinine est réellement absorbée au moment nécessaire, et si la dose est suffisante. Malgré les précautions tardives qui ont été prises à l'armée d'Orient pendant la guerre, de nombreux soldats se soustrayaient au traitement préventif et dans les poches de presque tous les évacués en France l'on pouvait trouver des doses parfois considérables de quinine représentant celles qu'ils auraient dû prendre à titre préventif et que, pour de multiples raisons, ils avaient su escamoter. Ce n'est donc pas sur de tels documents qu'il faut juger l'efficacité de la méthode préventive contre le paludisme, bien qu'en revanche les exemples ne manquent pas de ceux qui, s'étant consciencieusement quininisés, ont pu rester longtemps en Orient, exposés chaque jour à la contagion, et revenir indemnes de toute infection.

Si nous jugeons utile de faire cette digression, c'est parce que l'on a répété trop souvent que l'exemple de notre armée d'Orient était une preuve manifeste de l'inefficacité de la méthode préventive, car le nombre des paludéens y fut considérable ; avant de prononcer un tel jugement, il faudrait se rendre compte des difficultés matérielles, souvent volontaires, à laquelle se heurtèrent ceux qui furent chargés d'appliquer la méthode ; elle ne fut que très imparfaitement exécutée, et ce n'est pas sur cette longue expérience qu'il faut la juger. Dans d'autres milieux et dans d'autres circonstances, elle a fait ses preuves ; à ceux qui la discutent l'on peut en tous cas répondre que si elle a paru quelquefois inefficace, elle n'est ni compliquée ni dangereuse et qu'elle permet d'éviter à coup sûr de nombreux cas de contagion.

Expérimentalement, Et. et Edm. Sergent (1) ont pu étudier l'action préventive de la quinine sur l'infection des oiseaux par le *Plasmodium relictum*. En injectant des doses convenables, ils ont constaté que tous les témoins non traités sont infectés avec une invasion parasitaire intense du sang et meurent dans la proportion de 30 p. 100, alors que les traités ne sont pas malades : chez eux, il n'y a pas d'invasion parasitaire du sang périphérique ; s'il y a infection, elle reste latente d'emblée : dans tous les cas, la survie est assurée.

(1). Et. et Edm. Sergent, Étude expérimentale du paludisme (*Bulletin de la Société de pathologie exotique*, 9 février 1921).

Mêmes constatations en pathologie humaine, et je n'insiste pas sur les nombreuses statistiques publiées en France, en Italie, en Angleterre, en Amérique, etc., montrant, preuves en mains, les bienfaits de la quininisation préventive, bien administrée et consciencieusement ingérée.

Comme il s'agit d'un traitement qui doit être aussi long-temps prolongé que l'infection est possible, qui peut durer par conséquent des saisons entières, il faut renoncer aux injections sous-cutanées ou intraveineuses et se contenter du traitement par voie buccale.

Les uns sont partisans du traitement continu à petites doses et font prendre chaque jour au malade de 0^{gr},50 à 1 gramme de quinine en plusieurs fois. Les autres, redoutant par cette méthode l'accoutumance de l'organisme, préfèrent ne donner la quinine qu'un ou deux jours par semaine à doses plus élevées : c'est ainsi que Seidelin (1) conseille de répéter deux jours de suite la dose de 1 gramme et il pré-conise un « *week end system* » qui consiste à prendre 1 gramme de quinine le samedi et le dimanche de chaque semaine ; il en affirme les excellents résultats.

Certains coloniaux ne calculent pas les quantités de qui-nine qu'ils ingèrent à titre préventif, et la quinine fait pour ainsi dire partie de leur alimentation ; à chaque repas, ils en prennent une petite dose et beaucoup, ayant persévéré dans cette méthode pendant plusieurs années dans des régions infectées de paludisme, sans se contaminer, s'en déclarent très satisfaits.

Il est donc possible d'éviter la propagation du paludisme, en mettant constamment en circulation dans le sang de petites doses de quinine administrées régulièrement par voie buccale.

---

(1) Seidelin, Notes sur l'usage préventif de la quinine (*Journal of tropical medicine and hygiene*, 1er décembre 1920).

B. — TRAITEMENT ABORTIF

Il est possible, pendant les premiers jours de l'infection paludéenne, d'obtenir par un traitement énergique la stérilisation de la maladie et de la faire avorter. Lorsqu'on peut être fixé par une observation attentive et saisir l'affection dès son début, ce traitement doit être tenté et a des chances de réussir s'il est institué pendant les dix premiers jours de l'infection. M. Abrami a eu l'occasion de l'appliquer à l'armée d'Orient et voici les règles qu'il donne (1).

Il est nécessaire de recourir d'emblée à une dose élevée : 3 grammes par vingt-quatre heures. Ils seront administrés en deux fois : 1^{gr},50 matin et soir, si l'on fait usage d'injections ; en trois fois, si l'on emploie la voie buccale (1 gramme le matin, 1 gramme à midi et 1 gramme le soir). Nous avons donné précédemment la technique des injections sous-cutanées de quinine préconisées par M. Abrami pour ces doses élevées. Il n'est pas possible de tenir compte de la loi de l'heure qui consiste à donner la quinine six à huit heures avant le début de l'accès. Elle n'est applicable qu'à des cas exceptionnels, car, par suite de la multiplicité habituelle des piqûres infectantes, les paludéens sont porteurs de plusieurs générations de plasmodes, qui évoluent simultanément dans l'économie, chacune suivant son cycle déterminé. Il en résulte, et c'est ce que démontre effectivement l'examen hématologique, qu'il existe, à un moment donné, dans les organes et le sang, des parasites d'âges très différents. La loi de l'heure, applicable aux cas où n'évoluent qu'une et au maximum deux générations alternantes de parasites, ne peut donc et ne doit pas être observée dans le paludisme macédonien. Enfin il n'est pas possible de tenir compte d'une loi de l'heure dans une

(1) Abrami, Le paludisme primaire en Macédoine et son traitement (*Presse médicale*, n° 17, 22 mars (1917).

maladie dont les attaques fébriles sont caractérisées par une hyperthermie continue ou subcontinue, sans périodicité aucune dans l'évolution des paroxysmes, ainsi qu'on le constate à cette période primaire du paludisme.

M. Abrami a eu l'occasion d'appliquer ce traitement (3 grammes de quinine par jour pendant toute la durée de la période fébrile) à soixante-douze soldats atteints de paludisme de première invasion. Sur ce nombre, trente-trois infectés par le *Plasmodium falciparum* ont été suivis de trois à six mois : deux, traités au quatrième et au sixième jour, ont présenté une rechute ; les trente et un autres, malgré la cessation de tout traitement, sont demeurés indemnes, le sang n'a jamais présenté ni parasites, ni altérations globulaires. Sur les trente-neuf autres ainsi traités, beaucoup n'ont pas présenté de rechutes, mais, soit parce que les examens du sang n'ont pas été régulièrement pratiqués, soit parce que l'observation n'a pas été suffisamment suivie, M. Abrami n'en tient pas compte.

Ces résultats prouvent donc qu'il est possible d'obtenir la stérilisation du paludisme tropical en Macédoine, mais à la condition d'intervenir dans les premiers jours de l'infection et de l'attaquer par de fortes doses de quinine. Si cet essai de stérilisation échoue, les gamètes font leur apparition dans l'économie, le paludisme devient une maladie chronique. Seules des cures méthodiquement répétées peuvent en déterminer l'atténuation et à la longue la guérison.

C. — TRAITEMENT D'ATTAQUE

Lorsque l'hématozoaire, après la phase septicémique, a atteint, par l'intermédiaire de la voie sanguine, les viscères qu'il affectionne, comme la rate, le foie, les ganglions, la moelle osseuse, etc., il s'y cantonne, s'y retranche, et la maladie passe à l'état chronique. Ce passage à la chronicité se constitue très rapidement et, selon les circonstances, l'état de résistance du malade, peut se prolonger un temps plus ou moins durable : quelquefois de longues années, souvent pendant toute la vie du malade. Ce n'est donc pas un traitement superficiel qui peut avoir raison de l'infection, mais, comme pour la syphilis, il faut recourir à des séries de cures d'attaque bien réglées et régulièrement administrées. Elles représentent le traitement de fonds du paludisme, celui auquel on aura recours le plus ordinairement et que l'on poursuivra jusqu'à ce que l'on obtienne toutes les apparences de la guérison.

D'ailleurs, le mode d'intervention thérapeutique n'est pas compris de la même façon par tous les médecins et si les uns traitent systématiquement leurs malades pendant un temps déterminé, d'autres au contraire préconisent des traitements épisodiques dont l'indication leur est fournie par la constatation de certaines manifestations. Voyons rapidement ces différentes opinions.

a. LES DIFFÉRENTES OPINIONS SUR LES MOMENTS DE L'INTERVENTION DANS LE TRAITEMENT DU PALUDISME

1º *Les uns, s'appuyant sur l'étude du sang*, ne donnent la quinine que si l'examen microscopique est positif. Pour être rigoureusement appliquée, cette méthode exigerait des examens presque quotidiens, ce qui ne paraît pas possible pour une méthode d'application courante devant porter sur de nombreux malades. De plus, cette recherche n'a de valeur que si elle est positive et, même avec les méthodes d'enrichissement comme le procédé de la goutte épaisse, dont l'interprétation est très délicate en présence de petits schizontes, les parasites peuvent échapper. De plus, enfin, un résultat négatif ne permet pas d'affirmer que le paludéen est à l'abri d'un accès, car ce dernier peut apparaître chez un malade dont l'examen du sang a été négatif la veille ou les jours précédents. Aussi, bien que très séduisante en théorie, cette méthode ne nous paraît pas pratique.

2º D'autres, *escomptant la régularité* de la succession des accès, ne donnent la quinine que quelque temps avant la date présumée de leur apparition. Mais les partisans de cette méthode l'ont abandonnée, car très souvent les malades ont subi plusieurs infections et entretiennent ainsi plusieurs générations de parasites, ce qui perturbe la régularité du cycle fébrile. Le cycle si régulier qui a servi de type aux différentes descriptions du paludisme est de plus en plus rare, soit du fait des infections mixtes, soit du fait de la présence de plusieurs générations de parasites chez le même malade.

3º D'autres *attendent les manifestations fébriles* du paludisme pour traiter le malade et ne donnent pas de quinine pendant la période intercalaire apyrétique. Or, c'est laisser toute liberté au parasite puisque l'on n'escompte que ses manifestations pour traiter le malade. C'est en outre une grosse erreur tactique, puisque l'on abandonne à l'adversaire le terrain de parti pris, et qu'on lui laisse la liberté de reprendre le combat à sa guise. Pourquoi donc ne pas le prévenir, puisque nous avons la certitude qu'il fera de nouvelles attaques et que d'autre part nous possédons le moyen certain de les éviter sans aucun danger pour le malade? Attendrons-nous chez un syphilitique l'apparition d'accidents pour le traiter? Certes non ! Ce serait accepter d'avance notre impuissance thérapeutique, puisque le but poursuivi est précisément d'empêcher l'apparition de ces accidents et de ne laisser au parasite aucune liberté d'action.

C'est d'ailleurs une notion thérapeutique commune à ces trois affections : le médecin ne devrait pas se laisser surprendre par leurs manifestations, car il a pour chacune d'entre elles des médicaments extrêmement actifs ; il devrait les prévoir et les éviter par un traitement préventif.

4º D'autres enfin ont recours à une *saturation quinique systématiquement prolongée*. Dans cette méthode, le malade est quininisé pendant les périodes apyrétiques ; c'est celle du professeur Laveran, et, dans la préface du volume consacré par MM. Armand Delille, Paisseau, Abrami et Lemaire au paludisme macédonien, il a écrit : « J'ai toujours dit, pour ma part, qu'il ne fallait pas se contenter de couper la fièvre et qu'on devait, à l'aide de traitements successifs, s'efforcer de prévenir les rechutes ; si l'on cesse brusquement l'administration de la quinine, les parasites, arrêtés un instant dans leur développement, repullulent bientôt et tout est à recommencer. Je puis invoquer en faveur de mon opinion de grandes autorités ; déjà au XVIIe siècle, Lynd et Sydenham avaient compris l'utilité des traitements successifs par le quinquina, dans les fièvres palustres ; plus près de nous, Bretonneau et Trousseau ont insisté sur la nécessité de continuer l'emploi de la quinine chez les paludéens après que la fièvre a été coupée, de manière à éviter les rechutes. » Cette méthode évite toutes les erreurs d'appréciation des précédentes et donne la certitude que, non seulement au moment critique, mais pendant toute la durée du traitement, le parasite subira l'influence du médicament. Il est en outre possible de donner ainsi à tout médecin non spécialisé dans le paludisme, une ligne de conduite précise. On objectera que le malade peut parfois recevoir des doses de quinine supérieures à celles qui sont nécessaires ; nous répondrons que ce défaut d'appréciation en plus ou en moins est presque fatal, quel que soit le procédé, et qu'en tout cas, des doses, même inutiles, de quinine sont moins nocives que des accès qui auraient pu être évités.

Cette méthode de la quininisation prolongée étant, de l'avis presque unanime, la plus active et le plus pratique, nous en avons adopté le principe.

5. LA CURE D'ATTAQUE MIXTE ARSENICO-QUINIQUE

En déduisant des faits précédents les données pratiques qu'ils comportent, nous voyons que la quinine représente le seul médicament spécifique du paludisme et que, dans le traitement de cette affection, elle doit être donnée d'une façon systématiquement prolongée. A côté d'elle, l'arsenic peut être employé sous différentes formes, car s'il n'a pas son action antiparasitaire, il agit puissamment contre l'anémie profonde provoquée par l'hématozoaire, renforce la résistance du terrain et mérite de lui être associé. La cure mixte que nous préconisons est donc ainsi réglée.

Afin que le malade soit constamment sous l'influence de la quinine, nous la donnons pendant deux jours consécutifs à la dose de 2 grammes par vingt-quatre heures : cette dose nous paraît un minimum, car certains auteurs n'hésitent pas à en prescrire de plus élevées. Le médicament s'éliminant pendant les deux jours suivants, nous donnons pendant ce temps l'arsenic, puis nous reprenons la quinine pendant deux jours, puis deux jours d'arsenic et ainsi de suite. Ces alternances ont l'avantage de rompre constamment l'accoutumance qui pourrait se faire à l'un de ces médicaments par l'emploi de l'autre, bien que nous n'ayons jamais observé de fait pouvant faire penser à la possibilité de la quinino-résistance. Elles évitent toute accumulation médicamenteuse : nous n'avons en effet jamais constaté d'accident toxique, à part les bourdonnements d'oreille et la sensation d'ivresse. Aucun de nos malades, et j'insiste sur ce point, ne s'est plaint de troubles de la vue ou de l'audition. Enfin l'estomac, qui pourrait être fatigué par la quinine, se trouve ainsi au repos pendant la moitié du temps.

De plus, en dehors de ces considérations d'ordre pratique, l'emploi combiné de ces médicaments renforce leur activité thérapeutique. Dans la syphilis, les résultats paraissent bien meilleurs si l'on utilise simultanément, sous forme de cures mixtes, les médicaments actifs ; dans l'amibiase, j'ai préconisé la cure mixte émétino-arsenicale ; il en est de même pour le paludisme.

Ce traitement mixte arsenico-quinique ainsi combiné nous a donné d'excellents résultats chez les très nombreux soldats évacués d'Orient qui sont passés dans notre service, ou dans les hôpitaux de paludéens que nous avons surveillés pendant la guerre. Les succès thérapeutiques ne sont certains que si le traitement est systématiquement appliqué et rigoureusement réglé, et, répétons-le encore une fois, si la quinine est bien absorbée, ce qui est très important en milieu militaire. Nous le formulons ainsi :

1° *Donner systématiquement la quinine pendant deux jours à la dose de 2 grammes par jour; la voie buccale est la plus fréquemment employée; si, pour une raison quelconque, il est impossible de l'utiliser, on pourra recourir aux injections, mais la dose doit néanmoins atteindre 2 grammes;*

2° *Les deux jours suivants, donner de l'arsenic. On pourra recourir :*

Soit à une injection intraveineuse de 0^{gr},15 *ou* 0^{gr},30 *de novarsénobenzol : une seule l'un de ces deux jours;*

Soit à une injection sous-cutanée ou intraveineuse quotidienne de cacodylate de soude à la dose de 1 gramme (soit 10 centimètres cubes de la solution à 10 p. 100);

Soit à l'administration par voie buccale de novarsénobenzol : à chacun des deux principaux repas de chacun de ces deux jours, prendre un comprimé de Narsénol de 0^{gr},10 *;*

3° *Reprendre ensuite la quinine pendant deux jours, puis l'arsenic pendant deux jours, et ainsi de suite, en alternant sans arrêt pendant un temps qui variera avec les circonstances.*

S'il s'agit d'un traitement d'attaque chez un paludéen qui n'a pas été traité, il sera nécessaire de faire une première cure pendant un mois et de la reprendre pendant vingt jours, après une interruption de dix jours. Les cures seront ensuite de vingt jours, mais de plus en plus espacées.

Selon les circonstances, le paludisme pourra être attaqué au moyen de ces cures : leur intensité, leur prolongation dépendront des buts à atteindre, et nous verrons plus loin les principaux résultats qu'elle nous ont donnés.

Lorsque, par des séries de traitement ainsi conçues, l'on pense avoir obtenu la guérison du malade, car aucun critérium ne permet d'affirmer avec certitude si ce but a été atteint, il nous paraît prudent de soumettre le malade à des cures d'entretien, beaucoup moins intenses que les précédentes.

D. — TRAITEMENT D'ENTRETIEN

Il a pour but d'éviter les rechutes chez un malade que l'on croit guéri, alors qu'il ne l'est pas en réalité ; de plus, dans les pays où règne le paludisme, il évitera de nouvelles infections et jouera, dans ces conditions, le rôle de traitement préventif.

C'est donc avant tout un traitement de prudence ; aussi suffit-il que le malade reste pendant un certain temps sous l'influence de la quinine ; s'il présente de l'anémie, des troubles gastriques, l'on pourra adjoindre le traitement arsenical sous l'une des formes précédemment indiquées.

Les doses de quinine peuvent être diminuées et, comme l'on retrouve des traces de médicament dans les urines pendant au moins deux jours après l'absorption même d'une petite dose de $0^{gr},50$, il me paraît suffisant de faire prendre une dose de $0^{gr},50$ tous les trois jours pendant un mois, puis de recommencer après un mois de repos, et ainsi de suite en allongeant de plus en plus le temps de la période de repos. Le traitement arsenical sera administré l'un des jours séparant les prises de quinine. Il est impossible de donner de règle fixe pour ce traitement qui variera avec les conditions d'existence, l'état du malade et surtout les dangers de réinfection.

CHAPITRE IV

INDICATIONS GÉNÉRALES,
RÉSULTATS ET GUIDES DU TRAITEMENT (1)

Nous n'insisterons pas sur les indications et les résultats des traitements préventif et abortif ; cette question est assez simple et nous l'avons étudiée précédemment. Le traitement d'attaque est celui que l'on a le plus souvent la nécessité d'appliquer et celui qui répondra le mieux aux différentes indications thérapeutiques. Nous l'avons longuement expérimenté et, après deux cures, l'une de trente jours, l'autre de vingt jours, séparées par un intervalle de dix jours, voici les principaux résultats que nous avons constatés.

A. — INDICATIONS PARTICULIÈRES

S'il s'agit d'un paludéen récemment contaminé, en pleine période d'accès, sans complications, atteint, comme certains auteurs l'admettent, de paludisme secondaire aigu simple, il est de règle de constater que, dès les premiers jours du traitement, les *accès* disparaissent et pendant toute la période de quininisation la température se maintient aux

(1) Nous avons signalé, à propos de chacun des médicaments, les signes de son intolérance ; en ce qui concerne les accidents des novar-sénobenzènes, se reporter au chapitre sur la syphilis.

environs de la normale. Cette action me paraît si régulière que *chez un malade en cours de traitement, la constatation d'un accès ou d'une température anormale doit attirer la méfiance du médecin sur la façon dont est absorbée la quinine, ou, si les doses sont suffisantes, l'inciter à rechercher une autre affection superposée au paludisme.* Tout récemment j'ai cru voir deux exceptions à cette règle : deux paludéens, malgré le traitement quinique, conservaient des accès ; or, il s'agissait de malades atteints d'abcès urineux qui passèrent inaperçus pendant quelque temps : dès qu'ils furent incisés, les accès disparurent. Également, en milieu militaire, il faut se méfier des faux accès provoqués par des substances toxiques, comme la feuille de laurier-rose, ou simulés, le malade faisant artificiellement monter le thermomètre, surtout lorsqu'approche la date de sortie de l'hôpital.

Chez quelques-uns cependant la température ne tombe pas immédiatement à 37° et, pendant une ou deux semaines, se maintient le soir aux environs de 38° ; ces fébricules sont exagérées par la fatigue, se voient également dans l'amibiase, la tuberculose, mais cèdent au traitement quinique lorsque l'hématozoaire est en cause. En cas d'échec, il est bon de pratiquer un traitement d'épreuve antiamibien, qui, en quelques jours, en amènera la disparition, si l'amibe est en cause.

L'état général s'améliore très vite : l'appétit augmente, les forces et les couleurs reviennent en même temps.

Le *poids* subit parfois une légère baisse au début du traitement, puis augmente ensuite progressivement.

La *rate* diminue peu à peu de volume, d'autant plus rapidement que la splénomégalie, est plus récente. Dans le splénomégalies chroniques, la quinine n'a plus aucune action, et les arsenicaux, le fer sont plus efficaces.

Les *parasites* disparaissent du sang et ne reparaissent plus pendant la durée du traitement. Seuls les croissants de la tierce maligne résistent parfois très longtemps ; mais

sous l'influence de la quinine leur vitalité paraît très dimi-
nuée. Nous avons fait contre eux de multiples tentatives
thérapeutiques : le bleu de méthylène associé au traitement
quinique a paru quelquefois aider à leur disparition, mais la
quininisation méthodiquement prolongée nous paraît encore
l'arme la plus efficace contre ces formes de résistance.

La *formule leucocytaire* revient à la normale et, au fur
et à mesure que s'effacent les mononucléaires, l'on voit les
neutrophiles les remplacer et reprendre le chiffre normal.

S'il s'agit d'un paludéen atteint de forme secondaire
grave à type pernicieux, il faut recourir à d'autres adjuvants : dans l'accès algide, la mort survient par collapsus
cardiaque, aussi le traitement d'urgence est l'injection intraveineuse de sérum artificiel adrénaliné : 2 milligrammes
d'adrénaline dans 500 à 1 000 grammes de sérum. Le traitement quinique passe au second plan, mais doit être commencé aussitôt après la période de collapsus.

Dans l'accès comateux, le danger vient de l'abondance
des parasites. Il faut agir au plus vite et faire absorber
rapidement la quinine à doses élevées. Deux grammes
par vingt-quatre heures sont un minimum : 3 et 4 grammes
sont souvent nécessaires. C'est le triomphe des injections
intraveineuses ; il faut leur associer les injections intramusculaires et l'absorption par voie buccale pour atteindre
la dose nécessaire.

Souvent les vomissements rendent ce dernier mode
d'administration impossible, et sans hésiter il faut user
largement des voies veineuse et sous-cutanée. En même
temps, des injections de sérum physiologique adrénaliné
seront pratiquées (500 grammes de sérum auxquels on
ajoute 2 à 3 milligrammes d'adrénaline). Le succès thérapeutique dépend de la rapidité du diagnostic et de l'intervention ; il importe de corser le traitement quinique en
usant de toutes ces voies d'absorption.

La phase critique passée, le malade sera soumis au traitement ordinaire. Il sera bon de continuer l'adrénaline, car ce médicament, chez certains paludéens asthéniés, pigmentés, peut être très utile.

Dans les formes compliquées par une localisation viscérale, ce traitement peut être en général intégralement appliqué. Bien entendu, le sens clinique du médecin lui indiquera, pour chaque cas particulier, les modifications utiles ou les traitements adjuvants nécessaires, mais il ne doit jamais redouter l'emploi de la quinine. En particulier dans l'hémoglobinurie et surtout dans la néphrite hématurique, qui nous a paru assez fréquente, ce traitement nous a donné d'excellents résultats ; la phase d'albuminurie qui a suivi l'hématurie a été certainement raccourcie par le traitement quinique, et chez plusieurs malades l'albumine disparut au bout de quelques semaines.

Nous rappellerons, à ce propos, comme nous l'avons signalé plus haut, que, dans les formes hématuriques ou hémorragiques, les injections intraveineuses de novarsénobenzol aux doses de $0^{gr},15$ à $0^{gr},30$ nous ont rendu de grands services.

Les congestions hépatiques, qui ne sont pas en rapport avec l'amibiase, sont favorablement influencées par les purgations fréquentes au calomel ou au sulfate de soude.

S'il s'agit d'un paludéen secondaire latent, chez lequel l'infection est connue, ne se révèle que de temps en temps par l'apparition d'accès irréguliers, ou chez lequel la constatation des parasites est intermittente, nous avons suffisamment insisté sur l'importance des foyers parasitaires latents, faisant du paludisme une affection essentiellement chronique, pour que l'on comprenne la nécessité de ne pas limiter le traitement à une seule cure. C'est pourquoi nous jugeons prudent de les continuer souvent plus longtemps qu'il ne semblerait nécessaire, mais en diminuant leur intensité et leur durée, soit à titre d'entretien ou de prévention contre les rechutes ou les réinfections.

Plus tard, les manifestations du paludisme peuvent être extrêmement variées et, en l'absence d'accès caractéristiques ou de parasites dans le sang, l'erreur de diagnostic peut être facile ; aussi est-il bon de se rappeler que le *traitement d'épreuve* montre souvent la nature de la maladie. Dans ces conditions, un traitement de quelques jours, d'après la formule que nous avons indiquée, suffit à éclaircir la situation.

Je crois avoir assez longuement exposé les motifs qui m'ont amené presque fatalement à cette formule de traitement ; aussi me suis-je efforcé de la rendre d'une application aussi pratique que possible. Elle a fait ses preuves, mais, nous le répétons encore en terminant, ce traitement n'est efficace que s'il est bien discipliné ; dans ces conditions, son action est si régulière qu'en présence d'un échec, le médecin doit aussitôt rechercher si le médicament est bien absorbé, si les doses sont suffisantes, ou s'il ne s'agit pas d'une autre affection. En aucun cas il ne doit douter de la quinine, et le paludisme contracté en Macédoine, apparu au cours de cette guerre, en a montré une fois de plus la merveilleuse efficacité, malgré les critiques injustifiées dont elle fut l'objet au début de cette campagne.

B. — INDICATIONS GÉNÉRALES

A côté de ces indications particulières, celui qui traite un paludéen doit tenir compte de certaines indications générales en rapport avec les différentes localisations de la maladie, les altérations organiques plus ou moins graves qu'a pu déterminer l'hématozoaire, le genre de vie du malade et les associations pathologiques possibles.

Un paludéen convenablement traité, vivant dans un climat sous lequel il ne se réinfecte pas, doit guérir dans l'année qui suit son infection. De multiples incidents peuvent le retarder, mais il faut savoir séparer, dans l'examen du malade, ce qui appartient en propre au paludisme et peut être amélioré directement par le traitement, de ce qui dépend au contraire de complications ou de troubles organiques nécessitant un traitement tout à fait différent. C'est ainsi que les altérations du sang, les dégénérescences viscérales diverses, les troubles de la pigmentation, de la tension artérielle, etc., comporteront chacun des indications particulières de traitement dont le fer, le manganèse et surtout l'opothérapie seront les principaux agents.

Mais, au-dessus de tout, la question du terrain a une importance capitale. Si les facteurs précédents n'entrent pas en jeu, il faut rechercher avec soin les infections associées comme la syphilis, la tuberculose et très souvent l'amibiase : les traiter convenablement suffit souvent à faire disparaître le paludisme. Cette importance du terrain présente une telle importance que, pour certains auteurs, les différentes formes d'évolution du paludisme dépendraient de la résistance individuelle. Aussi rien ne doit être négligé pour l'augmenter, et c'est ainsi qu'agissent si efficacement le changement de climat, la cure d'altitude et surtout le rapatriement.

C. — GUIDES DU TRAITEMENT

Ce seront les mêmes que pour la syphilis, c'est-à-dire l'observation clinique, les examens de laboratoire et l'épreuve du temps. Il faut cependant tenir compte de la résistance moins grande de l'hématozoaire, du moindre danger de ses complications viscérales et de l'action plus rapide du traitement.

L'*observation clinique* fournit des indications de traitement ; chaque fois que l'on constate une manifestation quelconque de l'infection, il faut intervenir aussi activement et aussi rapidement que possible. Nous avons déjà signalé la distinction que le clinicien doit savoir faire entre les manifestations infectieuses proprement dites et les reliquats viscéraux, les cicatrices déterminées par le passage de l'infection. En revanche, l'absence de signes cliniques n'indique pas la cessation ou la suppression du traitement, car nous connaissons les périodes latentes de la maladie, pendant lesquelles, s'il ne manifeste pas sa présence, le parasite n'en reste pas moins vivant dans le sein de certains tissus. Bien qu'il reste silencieux, il faut l'attaquer systématiquement aussi longtemps que l'on soupçonne son existence : c'est le meilleur moyen de prévenir les rechutes et de le détruire peu à peu si le traitement est suffisamment prolongé.

Les examens de laboratoire — et, dans l'étude du paludisme, ils se réduisent surtout à l'examen du sang — peuvent être utiles lorsqu'ils sont positifs, puisqu'ils indiquent la présence du parasite ; mais en revanche, lorsqu'ils sont négatifs il ne faut pas en déduire qu'il a disparu de l'organisme. On a proposé différents procédés pour provoquer les accès ou faire réapparaître les parasites dans le sang, mais ce ne sont que des moyens de fortune incapables de constituer une méthode. Pour obtenir les meilleurs résultats, il faut savoir rechercher l'hématozoaire au bon moment, recourir aux procédés d'enrichissement, comme les gouttes épaisses, etc.

Les recherches de laboratoire seront utiles pour déterminer la variété du paludisme, les modifications de la formule sanguine sous l'influence du traitement et surtout pour apprécier le degré d'anémie présenté par le malade, ce qui constitue un élément de pronostic très important.

Ni l'examen clinique, ni les recherches de laboratoire ne pouvant servir de guide fidèle dans la direction du traitement ni fournir la preuve de la guérison, *c'est l'épreuve du temps* qui constitue encore le meilleur critérium. Nous savons par l'expérience qu'un paludéen traité dès le début de son infection, pendant au moins un an, par des cures régulières et actives, vivant dans un climat sous lequel la réinfection n'est pas possible, qui pendant cette année ne présente aucune manifestation clinique et dont le sang reste toujours négatif, peut être après ce temps considéré comme guéri. Si le paludisme est attaqué plus tardivement, le traitement peut être plus long, mais, alors que toutes les manifestations auront disparu, c'est encore par l'épreuve du temps que l'on jugera en dernier ressort. Il n'est guère possible d'être plus précis ni sur la durée du traitement ni sur le temps au bout duquel l'on peut parler de guérison. Le traitement sera mené au moyen de cures d'attaque calquées sur celles que nous avons préconisées ; il appartiendra au médecin d'en proportionner le nombre, la durée, l'intensité, au degré de l'infection et à la résistance du malade ; le traitement de chaque paludéen comporte des indications spéciales auxquelles le médecin doit se plier, et aucune formule ne saurait remplacer l'expérience, le bon sens clinique et le jugement.

CHAPITRE V

RENSEIGNEMENTS PRATIQUES

1° Quinine.

Le sel le plus employé est le chlorhydrate.

a. *Voie buccale :*

En comprimés ordinaires ou enrobés.

En cachets.

En solution.

Chlorhydrate de quinine..........	33 grammes.
Eau...........................	1 000 —

Faire la dissolution à chaud ; 30 centimètres cubes correspondent à un gramme de quinine.

b. *Voie sous-cutanée :*

α. Ampoules ordinaires.

Chlorhydrate de quinine...............	$0^{gr},40$
Uréthane........................	$0^{gr},20$
Eau	1 gramme.

A injecter dans les muscles de la fesse.

Si le sel cristallisait dans l'ampoule, il suffirait de la plonger quelques instants dans de l'eau tiède.

(Voir technique, p. 115.)

β. Solutions diluées isotoniques :

Formule Abrami :

Chlorhydrate de quinine.............	10	grammes.
Uréthane.......................	3	—
Eau............................	200	—

A injecter dans le tissu cellulaire.

c. *Voie intraveineuse :*

Diluer chaque ampoule réglementaire dans 20 centi-mètres cubes de sérum physiologique (Carnot).

2° Poudre de quinquina.

Dose : de 5 à 10 grammes par jour.
Soit en cachets.
Soit en décoction : 50 grammes de poudre de quinquina, 50 grammes de racine de réglisse et 2 grammes d'acide tartrique sont mis en décoction pendant trois quarts d'heure dans un litre d'eau bouillante ; on ramène à un litre après refroidissement et on filtre sur un linge (Baufle) ; 100 à 200 grammes par vingt-quatre heures.

3° Arsenic.

a. Cacodylate de soude.
De $0^{gr},10$ à 1 gramme par jour.
Solutions à 10 p. 100 réparties en ampoules stérilisées par tyndallisation.
L'injection doit être faite profondément dans les muscles de la fesse ; la zone est celle que nous avons indiquée pour les injections mercurielles.
La voie intraveineuse peut être également utilisée.
b. *Novarsénobenzol.* — Injections intraveineuses de novarsénobenzol.
(Voir technique, p. 99.)
c. Comprimés de novarsénobenzol à la dose de $0^{gr},10$ ou Narsénol Poulenc.

4o Adrénaline.

Faire usage de la solution classique au millième, soit par voie buccale, soit en injections sous-cutanées : 1 à 4 milligrammes par vingt-quatre heures par doses frac‑tionnées.

5° Formule de limonade.

Elle facilite la tolérance et l'assimilation du chlorhy‑drate de quinine administré par voie buccale (Monier) :

Acide chlorhydrique...............	5	grammes.
Sirop d'essence de citron...........	50	—
Eau...............................	1 000	—

Un verre après la prise de quinine.

6° Recherche de la quinine dans les urines.

a. Faire uriner le malade devant le médecin au moment de l'examen.

b. Verser 2 centimètres cubes d'urine dans un tube à essai et ajouter quelques gouttes de réactif de Tanret.

c. Si l'urine contient de la quinine, elle prend immédiate‑ment une teinte opalescente, d'autant plus intense que la quinine y est en plus grande quantité.

Les alcaloïdes et l'albumine donnent la même réaction.

d. Pour différencier l'albumine, il suffit d'ajouter quel‑ques gouttes d'alcool : le précipité se dissout s'il s'agit de quinine ou d'un alcaloïde. Il persiste s'il s'agit d'albu‑mine.

e. Cette réaction extrêmement sensible apparaît environ deux heures après la prise de la quinine et persiste au moins vingt-quatre heures, même pour de faibles quantités, et jusqu'à quarante-huit heures pour des doses de 1^{gr},50 à 2 grammes.

AMIBIASE

NOTIONS GÉNÉRALES SUR LES INDICATIONS ET LA DIRECTION DU TRAITEMENT

Avant la guerre, l'amibiase (1) était considérée comme une maladie exclusivement exotique. Sans doute des cas autochtones avaient été signalés, par M. Dopter en 1904, par M. Baudin en 1912, par MM. Lesage et Bobillien, Caussade et Joltrain, Billet, Garin, Gaillard et Brumpt, mais ils représentaient surtout des curiosités cliniques, si bien que, lorsqu'en 1914 MM. Landouzy et Debré en firent le recensement, ils ne purent réunir que quatorze observations. Il fallait toute l'intuition de M. Chauffard pour soupçonner déjà que cette maladie pouvait prendre une extension redoutable.

La guerre vint malheureusement lui donner trop complètement raison. Elle en a certainement augmenté le nombre, mais je suis persuadé qu'avant la guerre cette affection était beaucoup trop souvent méconnue.

---

(1) Nous avons substitué avec intention, depuis longtemps, le terme d'amibiase à celui de dysenterie amibienne, car souvent, dans les formes contractées ou observées sous nos climats, le symptôme dysentérique fait défaut ; de plus, l'importance des troubles généraux, des métastases hépatiques, des signes d'insuffisance surrénale, etc., lui donne bien plus l'allure d'une maladie générale que celle d'une dysenterie au sens objectif du terme. L'amibiase sans dysenterie est bien plus fréquente en France que la dysenterie amibienne classique des pays chauds.

Dès les premiers mois de la campagne, et surtout vers la fin de septembre 1914, au début de la guerre de positions, les affections intestinales furent, dans l'armée, aussi nombreuses que variées. C'est alors que, les englobant toutes sous l'appellation vague de « diarrhée des tranchées », l'on crut, en créant un terme nouveau, résoudre les difficultés. Peu après, des recherches entreprises dans divers laboratoires militaires incriminèrent d'abord les germes bacillaires : bacilles dysentériques, bacilles paratyphiques (surtout le para B), etc. Pendant l'été 1915 apparut dans la région du Nord et des Flandres une véritable épidémie de dysenterie qui fut primitivement attribuée par le laboratoire de l'armée à la dysenterie bacillaire. C'est alors que je constatai à l'hôpital des contagieux de Steenvoorde (Nord) (1) qu'il s'agissait en réalité, dans un grand nombre de cas, de dysenterie amibienne masquée, « camouflée » par la présence de bacilles dysentériques.

Si la dysenterie amibienne avait été méconnue jusqu'alors, c'était d'abord parce que l'on ne l'avait pas suffisamment recherchée car, dans certains corps, au front depuis le début des hostilités, elle existait bien avant la guerre, mais surtout parce que l'on avait attribué une valeur beaucoup trop grande à certaines variétés de bacilles dysentériques rencontrés dans les selles et qu'on eur donnait trop rapidement un rôle pathogène qu'ils n'avaient pas ; d'autres fois, cette méconnaissance fut due à une fausse interprétation du séro-diagnostic de la dysenterie bacillaire en donnant à des agglutinations trop faibles une signification qu'elles ne pouvaient pas avoir.

C'est ainsi que l'on considérait comme atteints de

____

(1) Ravaut et Krolunitsky, Épidémie de dysenterie amibienne avec présence dans quelques cas du bacille dysentérique. Rôle tout à fait secondaire de ce bacille. Traitement de la dysenterie amibienne par l'arsénobenzol (*Soc. méd. des hôp.*, 15 octobre 1915). — P. Ravaut et Krolunitsky, Pourquoi avons-nous failli méconnaître la dysenterie amibienne (*Presse médicale*, 17 avril 1916).

dysenterie bacillaire des malades qui agglutinaient le Shiga à 1,20 et le Flexner à 1/30 alors que des sujets normaux ou présentant déjà des agglutinines fortes pour les bacilles typhique ou paratyphique et même d'autres variétés, peuvent agglutiner le Flexner à 1/300 ainsi que je l'ai montré plus tard (1).

Par ces erreurs d'interprétation des résultats révélés par le laboratoire, par la constatation de faits cliniques cadrant mal avec ceux-ci, par l'échec presque constant chez ces malades du sérum antidysentérique, même à très haute dose, nous vîmes qu'il fallait changer la direction de nos recherches. C'est alors que, pratiquant systématiquement, *au lit même du malade*, l'examen des selles, nous pûmes constater la fréquence de l'amibiase.

Dès l'été 1915, dans plusieurs rapports adressés à mon Directeur du Service de Santé, j'avais insisté sur l'importance de ces faits, car, s'il se trouvait parmi nos malades quelques coloniaux ou indigènes, la plupart étaient des territoriaux ou des soldats n'ayant jamais quitté la France. Ces constatations aussi nouvelles qu'inattendues furent d'abord accueillies par certains avec réserves, mais peu à peu l'évidence s'imposa. Orientées par nos publications, les recherches furent activement poussées et de nombreux cas furent signalés en d'autres points du front. Depuis, les observations se sont multipliées, à mesure que la guerre, en se prolongeant, favorisait la dispersion des germes, à mesure surtout que les médecins, mieux avertis, apprenaient à découvrir l'amibiase sous ses aspects les plus variés, grâce à un examen clinique et microscopique bien conduits.

Depuis la fin de la guerre, nous avons souvent rencontré l'amibiase, soit chez des soldats qui s'étaient contaminés au front, soit chez des civils qui n'avaient jamais quitté la France. Dans de nombreux mémoires, dont nous avons

_____

(1) P. RAVAUT, A propos du séro-diagnostic de la dysenterie bacillaire (*Soc. méd. des hôp.*, 24 novembre 1916).

donné le résumé dans un article publié en 1919 (1), dans les thèses de mes élèves Charpin (2) et Decrocq (3), j'ai fait décrire les formes cliniques que nous avions observées, les différents procédés de diagnostic et nos essais thérapeutiques sur le traitement de cette affection.

Actuellement, l'amibiase est encore trop souvent méconnue.

En clinique, elle peut se manifester sous des aspects tellement polymorphes qu'on ne la soupçonne pas : tantôt il s'agit d'une forme aiguë vraiment dysentérique, avec signes généraux simulant une septicémie, tantôt il s'agit au contraire d'une entérite chronique avec constipation, tantôt enfin elle peut simuler une affection limitée au côlon, au rectum ou à son voisinage (rectite, hémorroïdes, colite et même prostatite). Souvent elle a été méconnue parce que le symptôme dysentérique était absent, parce que d'emblée l'amibe avait atteint le foie et produit un abcès sans avoir été précédé de troubles intestinaux accentués, parce que l'évolution en a été chronique d'emblée ; aussi me paraît-il plus juste de substituer au terme de dysenterie amibienne celui plus général d'amibiase. Escompter le symptôme dysentérique pour poser un diagnostic et ne pas le trouver, c'est la meilleure façon de méconnaître l'amibiase. Enfin, par ses complications hépatiques, elle peut simuler les hépatites les plus diverses, les cirrhoses et même les tumeurs du foie. Nous avons consacré à ces faits plusieurs mémoires (4).

(1) P. RAVAUT et M. CHARPIN, L'amibiase en France pendant la guerre (*Journal médical français*, n° 8, août 1919).

(2) CHARPIN, L'amibiase chronique en France (Thèse de Paris, 1919).

(3) DECROCQ, Contribution à l'histoire du traitement de l'amibiase intestinale pendant la guerre (Thèse de Montpellier, 1920).

(4) P. RAVAUT et KROLUNITSKY, Les états dysentériformes et les dysenteries au cours de la guerre (*Revue générale de pathologie de guerre*, Vigot, édit., 2 novembre 1916). — Sur quelques formes cliniques de dysenterie amibienne autochtone observées au cours de la petite épidémie de la région du Nord (*Soc. méd. des hôp.*, 9 juin 1916). — P. RAVAUT, L'amibiase chronique en France à la fin

Au laboratoire, il faut savoir rechercher les amibes et surtout les kystes amibiens, sur lesquels, avant la guerre, nous ne possédions aucune notion précise ; seules les recherches de Mathis (1), publiées en 1913 à la Société médicale et chirurgicale d'Indo-Chine, donnaient sur ce sujet des notions précises, mais elles étaient méconnues en France et nous ne saurions trop remercier le professeur Mesnil, de l'Institut Pasteur, de nous avoir révélé l'existence de ces mémoires capitaux.

Trop souvent encore, en présence d'un cas douteux de pathologie hépato-gastro-intestinale, l'on ne pense pas à l'amibiase, l'on néglige la recherche des amibes ou des kystes dans les selles, ou ces examens se font dans de mauvaises conditions.

Trop souvent aussi l'on ignore que même si les recherches cliniques, l'étude des antécédents, les examens des selles ne donnent aucun résultat, il ne faut pas abandonner une piste sur laquelle on a cru pouvoir se lancer. Actuellement, l'amibiase nous paraît assez répandue pour qu'on la suspecte derrière toute entérite ou toute hépatite qui ne fait pas sa preuve, même si le malade n'a pas quitté la France, même s'il n'a pas d'antécédents dysentériques, même si ses selles ne contiennent ni amibes, ni kystes. C'est alors qu'il faut penser à l'épreuve thérapeutique, car souvent la nature de l'affection ou de ses complications hépatiques n'a été déterminée que par l'effet du traitement. Ce seul fait en souligne l'importance, car, en fournis-

---

de l'année 1916 (*Presse médicale*, n° 9, 3 février 1917). — RAVAUT et CHARPIN, Sur quelques cas d'amibiase méconnue (*Gazette des hôpitaux*, 19 juin 1919). — Sur quelques faits en apparence paradoxaux susceptibles d'égarer le diagnostic d'hépatite amibienne (*Presse médicale*, 10 février 1919).

(1) MATHIS, *Bulletin Société médico-chirurgicale de l'Indo-Chine*, 8 juin 1913 — 19 avril 1914.

RAVAUT et KROLUNITSKY, Quelques notions de technique pratique sur la recherche microscopique des amibes et de leurs kystes (*Presse médicale*, n° 36, 28 juin 1917). — Les kystes amibiens. Importance de leur recherche pour le diagnostic et la pathogénie de la dysenterie amibienne (*Presse médicale*, p. 237, 3 juillet 1916).

sant la preuve du diagnostic, il donne le plus souvent des résultats inespérés.

Avant d'en aborder l'étude, il faut bien se pénétrer de quelques faits biologiques importants.

Le parasite est un protozoaire : *Entamœba dysenteriæ* (Councilman et Lafleur). La maladie a une évolution essentiellement chronique ; elle est sujette à des poussées aiguës survenant sous forme de véritables crises. Par la netteté et l'acuité de leurs symptômes, elles attireront facilement l'attention du médecin, mais, dans la longue évolution de l'amibiase, elles ne représentent que des périodes relativement très courtes. Entre les crises, la maladie persiste néanmoins ; elle ne se révèle ordinairement que par des symptômes cliniques très discrets et difficiles à rapporter à leur véritable cause. En revanche, les examens bactériologiques des selles montrent souvent, par la présence des kystes amibiens, que le parasite enkysté dans la paroi de l'intestin y végète sourdement et y demeure assoupi, comme en sommeil. C'est à ce parasitisme latent que le médecin doit toujours songer lorsqu'il est en présence d'un amibien qui lui demande ses soins ; il s'agit d'abord de traiter les accidents présents, mais, surtout, ensuite, de détruire le plus rapidement possible les germes d'une maladie qu'il ne cesse de semer autour de lui sous forme de kystes. Il ne faut donc pas croire, ainsi qu'on le fait trop souvent, qu'une fois la crise dysentérique terminée le malade est guéri ; l'œuvre thérapeutique doit être beaucoup plus étendue et maintenue après la disparition de la crise, alors même qu'il ne paraît présenter aucun symptôme de son affection. Nombreux sont les amibiens chez lesquels deux crises dysentériques ont été séparées par de longues années de santé parfaite, ou d'autres chez lesquels sont tout à coup survenues des complications dues à l'amibiase sans que l'on puisse, dans les antécédents, relever des troubles intestinaux caractéristiques. Comme dans la syphilis ou le paludisme, il ne faut pas confondre les périodes

silencieuses de la maladie avec sa guérison, et cette notion
capitale ne doit pas être perdue de vue dans l'étude des
indications thérapeutiques de l'amibiase. Comme dans les
affections précédentes, le médecin ne doit pas seulement
s'efforcer de faire disparaître les symptômes cliniques de la
maladie, mais il doit obtenir la disparition des parasites
s'il veut éviter les rechutes et les complications. Ces résultats pourront être obtenus par un traitement aussi actif
que possible dès la constatation des premiers symptômes :
c'est le but de la cure d'attaque ; puis ensuite des cures
d'entretien systématiquement répétées sont nécessaires
pour obtenir la guérison ou tout au moins le silence définitif
du parasite. Dans ce but, comme nous le verrons, la voie
par laquelle sont introduits les médicaments a une grande
importance : alors que dans les formes aiguës les traitements par injections se montrent les plus efficaces, il faut
au contraire recourir à la voie buccale dans certaines formes
chroniques, et surtout chez les porteurs de kystes, car les
injections sous-cutanées ou intraveineuses finissent par ne
plus avoir d'action sur ces formations.

En somme, comme dans la syphilis et dans le paludisme,
c'est surtout l'évolution chronique de la maladie que le
médecin ne doit jamais perdre de vue et contre laquelle il
doit diriger ses efforts ; il doit en éviter les explosions sou
daines et essayer d'en détruire les parasites par un traitement systématiquement prolongé. Si le début de la
syphilis et du paludisme se révèle, en général, par des accidents caractéristiques et s'il en est relativement facile de
reconnaître jusqu'à un certain point le moment exact de
la contamination, ces recherches sont presque impossibles
pour l'amibiase, de sorte que les traitements préventif et
abortif n'existent guère ; nous verrons cependant ce que
l'on peut en penser. Au contraire, le traitement d'attaque
et le traitement d'entretien sont beaucoup plus importants ;
ce sont les véritables traitements de fonds de l'amibiase,
aussi exposerons-nous longuement notre point de vue personnel sur la façon dont il doit être réglé et dirigé.

CHAPITRE II

LE CHOIX DE LA NATURE ET DE LA FORME D'ADMINISTRATION DES MÉDICAMENTS

De tous les médicaments proposés contre la dysenterie amibienne, l'ipéca est celui qui a été et reste toujours le plus employé ; la constatation faite par Roggers que son alcaloïde, l'émétine, présente une activité encore plus grande lui permit de se substituer aux différentes préparations à base d'ipéca.

En 1916, nous avons recherché systématiquement si le novarsénobenzol, qui est parfois très actif contre les protozoaires, ne pourrait pas être employé dans l'amibiase ; nous avons pu constater son pouvoir amœbicide, nous avons étudié toutes les ressources thérapeutiques que l'on peut en tirer, soit en injections, soit en ingestion, soit en lavements.

Grâce à l'emploi de ces deux médicaments, employés isolément, ou simultanément, comme nous le conseillons, le traitement de l'amibiase et de ses complications peut être bien réglé et donner des résultats très supérieurs à ceux que l'on obtenait auparavant par l'emploi de l'ipéca.

Nous signalerons également l'iodure double d'émétine et de bismuth dont l'usage est presque abandonné en raison des difficultés de sa tolérance, et nous insisterons sur les services que nous rend chaque jour une pâte à base de charbon, bismuth, glycérine et ipéca, qui est bien tolérée

réussit souvent bien, alors que les autres médications ont
échoué.

A. — IPÉCA ET ÉMÉTINE

L'*ipéca* est le vieux médicament de la dysenterie ; jusqu'à l'apparition de l'émétine, c'était le plus employé,
mais il ne faut pas oublier qu'il peut encore rendre de
grands services.

Il peut être employé soit par la voie buccale, soit en
lavements.

Par la voie buccale, il peut être administré en décoction.
en potion sous cette forme :

> Ipéca concassé..................... 2 grammes.
> Eau............................... 150 —

Faire bouillir un **quart** d'heure, passer et ajouter :

> Sirop d'opium.................... 30 grammes.
> A prendre par cuillerée à soupe, d'heure en heure.

Soit sous forme de pilules dont les plus connues sont
celles de Segond répondant à cette formule :

> Poudre d'ipéca........................... 0^{gr},05
> Calomel.................................. 0^{gr},02
> Extrait d'opium.......................... 0^{gr},01
> Miel blanc............................... Q. S.
> Pour une pilule ; 4 à 6 par jour.

Enfin, la décoction précédente peut être donnée en lavements auxquels on ajoutera de l'opium ou du laudanum
pour qu'elle soit tolérée et conservée par le gros intestin.

Ce sont là les trois formes les plus maniables de l'ipéca ;
son emploi est tombé en désuétude depuis l'avènement de
l'émétine, mais il faut néanmoins savoir l'utiliser et penser
à y recourir lorsque l'émétine n'a plus d'action, ou est mal

tolérée, ce qui n'est pas rare, ou lorsque l'on n'a sous la main que l'ipéca ; de plus, l'émétine ne représente pas tous les alcaloïdes, ni tout ce qui est actif dans l'ipéca ; aussi l'ipéca total peut-il donner d'autres résultats, parfois plus complets et surtout plus durables que ceux de l'un de ses alcaloïdes.

A la suite des publications de Rogers, de Calcutta, en 1912, l'*émétine* ne tarda pas à remplacer en thérapeutique les différentes préparations ayant pour base l'ipéca.

En France, les premières publications de M. Chauffard (1) répandirent aussitôt l'usage de ce médicament ; il en mit en valeur l'action remarquable, spécifique pourrait-on dire, sur l'amibe, et les accidents aigus qu'elle détermine au niveau de l'intestin et du foie. Il en a réglé la posologie et montré que de hautes doses étaient parfois nécessaires, jusqu'à 0^{gr},12 par jour en deux fois ; en outre, il insista sur la nécessité de cures répétées, même après la disparition des signes cliniques, pour empêcher les rechutes et obtenir peu à peu la guérison de la maladie.

Le chlorhydrate d'émétine se prescrit chez l'adulte en injections sous-cutanées aux doses de 4 à 12 centigrammes par jour, mais, en raison de l'intolérance de certains malades, de la toxicité de certains échantillons, je crois prudent de ne pas dépasser 8 centigrammes par vingt-quatre heures.

Nous n'insisterons pas sur les résultats immédiats et remarquables de ce médicament pendant les phases aiguës de l'amibiase, aussi bien au niveau de l'intestin que du foie. Au cours d'une crise dysentérique aiguë, il suffit de quelques injections pour faire disparaître en quelques heures la douleur et l'aspect dysentérique des selles ; de même, au cours d'une poussée d'hépatite aiguë, très rapidement la douleur et le gonflement du foie diminuent. Mais il ne faut pas se laisser séduire par ces résultats si rapides et croire le malade guéri ; M. Chauffard, dans ses premières

(1) CHAUFFARD, Abcès dysentérique du foie ouvert dans les bronches. Guérison rapide par l'émétine (*Académie de médecine,* 25 février 1913).

publications, a bien insisté sur la nécessité de répéter les cures si l'on ne veut pas constater à brève échéance des récidives. Si elle est rapide, l'action de l'émétine n'est pas très durable, car elle agit peut-être plus en surface qu'en profondeur. En effet, des recherches plus longtemps poursuivies firent voir à MM. Rogers, Marchoux, Chauffard, Dopter que l'émétine, si active contre les formes aiguës, l'était beaucoup moins contre les formes chroniques et surtout n'avait presque aucune action sur les kystes amibiens ; or c'est précisément par eux que se répand la maladie, et nous étudierons cette face de la question.

Enfin les amibes s'accoutument rapidement à l'émétine et si les premières injections sont très actives, son efficacité s'atténue rapidement lors d'une nouvelle rechute.

La médication par l'émétine doit être surveillée, car, ainsi que nous l'avons signalé dès 1916 (1), quelquefois ce médicament détermine de la fatigue, de la dépression, des phénomènes cardiaques et des syncopes parfois très graves, augmente l'hypotension si fréquente chez les amibiens, et entretient quelquefois la diarrhée. Chez certains malades ayant dû recevoir de 8 à 12 centigrammes du médicament par 24 heures, vers le sixième ou septième jour, nous avons constaté des signes de défaillance cardiaque, de la tachycardie, de la dépression générale et des phénomènes douloureux le long des nerfs des jambes. Outre un état nauséeux spécial, de l'agitation, de l'insomnie, l'appétit diminuait, l'état général était moins bon et très vite les malades demandaient que l'on cessât les piqûres, surtout lorsqu'elles étaient douloureuses. Parmi ces derniers étaient des territoriaux de trente-cinq à quarante ans et nous avons remarqué qu'ils supportaient beaucoup moins bien le médicament que des individus jeunes. Et cependant il fallait recourir à ces doses élevées et en prolonger l'usage pour obtenir le résultat thérapeutique recherché. La

(1) P. RAVAUT et KROLUNITSKY, Pourquoi avons-nous failli méconnaître la dysenterie amibienne (*Presse médicale*, n° 22, 17 avril 1916).

toxicité de l'émétine a été recherchée par MM. Dalimier,
Méry ; ils ont constaté que les doses toxiques sont cependant très supérieures aux doses thérapeutiques employées
jusqu'alors. Il y aurait lieu de surveiller très attentivement
les altérations qui peuvent se produire dans des ampoules
mal préparées ou trop anciennes, car quelquefois la solution
s'altère, jaunit légèrement et devient très toxique.

Ce médicament est surtout dangereux par sa toxicité
accumulative. En effet Mutter et Ribon (1), Guglielmetti (2)
ont démontré que l'émétine s'accumule dans l'organisme
et ne s'élimine que lentement ; c'est ainsi que l'on trouve
de l'émétine dans les urines soixante jours après la cure ;
de plus, l'élimination peut se faire par à-coups, d'une façon
tout à fait irrégulière. Aussi, pour éviter cette accumulation, trouvons-nous avantageux d'associer l'émétine aux
sels arsenicaux, ce qui permet d'en diminuer la dose et d'en
ralentir l'administration. En tout cas, il sera prudent de ne
pas dépasser la dose totale de 1 gramme d'émétine en un
mois.

A côté de ses avantages remarquables, l'émétine présente
donc quelques inconvénients, tels que son manque d'action
sur les kystes, l'apparition de phénomènes toxiques chez
certains malades traités depuis longtemps à doses élevées ;
aussi avons-nous recherché si d'autres médicaments actifs
dans les maladies à protozoaires ne pourraient pas compléter son action thérapeutique et neutraliser cette action
parfois déprimante. C'est dans ce but que nous avons eu
recours aux sels arsenicaux dans le traitement de l'amibiase, et en particulier au novarsénobenzol, si actif contre
certains protozoaires.

---

(1) Mutter et Ribon, Note sur l'élimination urinaire du chlorhydrate d'émétine chez l'homme (*Société de biologie*, 12 novembre 1917).
(2) Guglielmetti, La toxicité du chlorhydrate d'émétine (*Presse
médicale*, 24 janvier 1918).

B. — ARSENIC

Antérieurement aux recherches systématiques que nous avons entreprises, différents auteurs avaient déjà remarqué l'action des arsénobenzols sur les crises dysentériques. M. Milian (1) constate que, chez un syphilitique atteint d'amibiase, les amibes disparaissent à la suite d'une injec tion de néosalvarsan et il conseille d'essayer ce médica- ment dans cette maladie. Puis Wadham et Hill (2) rappor- tent les observations de trois syphilitiques atteints en même temps de dysenterie amibienne et chez lesquels les injec tions de salvarsan faites pour la syphilis déterminent une grande amélioration des crises dysentériques. En revanche, Van den Branden et Dubois (3) ont traité au Congo belge sans grand bénéfice, par le néosalvarsan, un certain nombre d'indigènes atteints de dysenterie amibienne.

Nous avons employé le novarsénobenzol en injections intraveineuses d'abord dans les formes aiguës, aussi bien dans les manifestations intestinales qu'hépatiques; puis, ayant reconnu la nécessité de lutter contre la formation des kystes par d'autres procédés que les injections, nous avons essayé les effets de ce médicament administré par la voie buccale. Ces premiers essais, pratiqués en 1915 (4), nous montrèrent l'importance des voies d'absorption des médi- caments dans le traitement de l'amibiase, car dès cette époque nous constations la disparition des kystes chez des malades traités par l'absorption de capsules de novarséno-

(1) Milian, *Presse médicale d'Egypte*, 1er juillet 1911 ; *Société médi- cale des hôpitaux*, 4 décembre 1913.

(2) Wadham et Hill, Trois cas de dysenterie amibienne traités par le salvarsan (*The Journal of the American Medical Association*, 9 août 1913).

(3) Van den Branden et Dubois, *Archiv. für Sch. und Trop. Hyg.*, 1914, p. 375.

(4) P. Ravaut et Krolunitsky, *loc. cit.*, 15 octobre 1915 et 12 juil- let 1916. — Le traitement mixte de la dysenterie amibienne par les cures émétino-arsenicales (*Paris médical*, n° 1, 6 janvier 1917).

benzol, alors que les injections intraveineuses de ce médicament ou d'émétine n'avaient donné aucun résultat. Ces faits ont été le point de départ de la méthode de traitement que nous proposerons plus loin. Étudions d'abord l'action du novarsénobenzol dans l'amibiase, selon qu'il est administré par la voie veineuse ou la voie buccale.

a. **Voie veineuse.**

L'injection intraveineuse de novarsénobenzol, pratiquée à la dose de $0^{gr},30$ ou $0^{gr},45$, en pleine crise dysentérique, manifeste presque aussitôt son action par une diminution des phénomènes douloureux et du nombre des selles. En général, quelques heures après l'injection, les douleurs parfois très vives ressenties le long du gros intestin s'atténuent ou même disparaissent ; les épreintes et le ténesme sont moins vifs. Les malades en éprouvent une sensation de bien-être qu'ils accusent aussitôt. Certains qui, depuis plusieurs jours, souffraient constamment et ne dormaient pas, sommeillèrent la nuit même qui suivit l'administration du médicament et dès le lendemain matin demandèrent qu'on répétât l'injection. Notre attention fut surtout attirée sur ce fait par des témoins qui ne sont pas suspects de parti pris : il s'agissait de Marocains, que nous soignions pour dysenterie amibienne à l'hôpital de contagieux de Steenwoorde, en 1915: dès la première injection, la détente fut telle que, le lendemain matin à la visite, faute de pouvoir se faire comprendre, ils nous tendaient le bras et montraient avec insistance le pli du coude pour que l'on répétât l'injection.

En même temps, la sensibilité du ventre, l'anorexie et les autres accidents en rapport avec la crise diminuent dans les jours suivants ; en règle générale, une seconde injection pratiquée quelques jours après accentue la rapidité de cette détente. Lorsqu'il existe un peu de fièvre, elle tombe assez rapidement. D'autre part, le nombre et le caractère des selles se modifient parallèlement, mais moins vite. Il faut noter cependant que, parfois, quelques heures après l'injection, le malade a des coliques et des évacuations abondantes, mais, dès le lendemain, la détente devient évidente. Peut-être s'agit-il dans ces cas spéciaux d'une réaction locale, déterminée par l'action violente du médicament, comparable à la réaction de Herxheimer chez les syphilitiques. Dans les formes graves, les selles restent encore glairo-sanguinolentes pendant plusieurs jours ; puis, au milieu des glaires, apparaissent des matières fécales et, généralement au bout de huit jours, tout glaire sanglant a disparu : le malade émet, une ou deux fois par jour, des matières molles, pâteuses, abondantes, qui se moulent quelques jours après. D'autres fois le résultat est beaucoup plus rapide : glaires et sang disparaissent dès la première injection ; de dix à quinze, les selles tombent à deux ou trois en vingt-quatre heures ; quelques jours après, elles sont moulées.

Enfin, dans certains cas, l'action est plus lente : il s'agit de malades souffrant depuis longtemps et présentant dans leurs selles de véritables crachats purulents qui ne disparaissent qu'au bout de dix à quinze jours de traitement. En même temps, l'on constate de la fièvre, des douleurs violentes au niveau d'une région limitée du gros intestin, et tout nous porte à croire qu'il s'agit dans ces cas d'infections secondaires tenaces ou de suppurations profondes de la muqueuse intestinale. L'action bienfaisante du médicament se fait d'abord sentir sur les douleurs et la fièvre, mais les modifications des selles se font plus lentement.

L'examen microscopique montre que, le plus souvent, dans les formes jeunes, les amibes disparaissent rapidement et l'on peut suivre toutes les transformations de leur nombre et de leur aspect ; parfois, les jours suivant la crise, on les retrouve sous leur forme kystique, ce qui prouve que, malgré son action évidente, le médicament n'a pas débarrassé le malade de ses parasites.

La médication arsenicale nous a permis d'alimenter nos amibiens ; elle excite leur appétit et leur permet de tolérer rapidement une alimentation reconstituante. Dans les premiers jours, nous les mettons au régime du bouillon de légumes et des pâtes ; puis, quelques jours après, nous leur donnons de la viande. Aussi ils engraissent, prennent des couleurs, et les forces reviennent vite.

En même temps, le caractère se modifie et, de moroses et sombres qu'ils étaient, certains malades deviennent beaucoup plus gais. Cette action sur la nutrition est tellement nette que nous nous sommes souvent demandé si ce n'était pas là le vrai mode d'action de l'arsenic dans la dysenterie amibienne, mais il suffit de considérer d'autre part son action si nette sur l'évolution de la crise dysentérique, sur l'aspect des selles, sur la transformation des amibes pour être convaincu qu'il agit directement sur l'amibe elle-même.

Dans les formes chroniques, l'action des injections intraveineuses est beaucoup moins nette, et c'est alors que l'administration par voie buccale paraît plus active dans un grand nombre de cas.

Dans les complications récentes comme l'hépatite, le novarsénobenzol agit parfois très efficacement : c'est ainsi que chez plusieurs malades nous avons constaté la rétrocession très rapide du volume du foie sous l'influence de quelques injections intraveineuses. Même lorsque la suppuration est établie et revêt quelques-uns des caractères que nous décrirons plus loin, il est quelquefois possible d'en arrêter l'évolution et de faire rétrocéder l'abcès sans intervention chirurgicale.

b. **Voie buccale.**

En présence des nombreux insuccès thérapeutiques de
l'émétine ou du novarsénobenzol employés en injection
dans le traitement des formes chroniques de l'amibiase et
surtout chez les « semeurs de kystes », nous avons essayé
l'administration de ces médicaments par la voie buccale.
Avec l'émétine, c'est presque impossible, car, même en
capsules glutinisées ou kératinisées, elle produit des vomissements ou des nausées intolérables. Le novarsénobenzol
est au contraire très bien supporté sous forme de capsules
en gélatine formolée ou sous forme de comprimés gluti-
nisés. Cet enrobage empêche l'altération du médicament
au contact de l'air et, si l'on y ajoute des substances réduc-
trices, le novarsénobenzol ne s'oxyde pas, même longtemps
après ; de plus, le comprimé ne s'ouvre que dans l'intestin, ce qui évite tout trouble gastrique. Cette préparation,
qu'exécuta à notre demande M. Billon, est beaucoup
mieux tolérée que la simple solution qui détermine des
nausées ou des crampes d'estomac. Nous les avons administrées à la dose de $0^{gr},10$ ou $0^{gr},20$ par jour. Voici quelques-uns des résultats obtenus chez des individus dont
nous avons pu examiner les selles presque chaque jour.

Tout d'abord, citons ce premier fait : à un individu bien
portant dont les selles examinées chaque jour pendant
un mois et demi montraient à chaque examen des **kystes**
d'*Entamœba coli*, nous avons administré deux capsules de
$0^{gr},05$ de novarsénobenzol par jour pendant dix jours, et
dès le deuxième jour les kystes disparurent ; plusieurs
examens furent pratiqués dans le mois suivant et l'on ne
retrouva pas de kystes. Quelques mois plus tard, cependant,
ils reparurent. Il est vrai qu'il s'agit d'*E. coli*, mais le fait
est intéressant, car l'on sait qu'il est presque impossible
de les faire disparaître, même passagèrement.

Un autre sujet faisant partie du personnel hospitalier

avait dans ses selles des kystes d'*E. coli* et d'*E. dysenteriæ*, des *Trichomonas* vivants et enkystés, des spirilles,
Il présentait en outre des selles molles, pâteuses, quelquefois sanguinolentes ; il se plaignait de douleurs épigas-
triques au moment des digestions, de besoins impérieux
d'aller à la selle et de fatigue générale. Pendant vingt et
un jours consécutifs, les selles furent examinées chaque
jour et présentèrent la même flore intestinale. Il fut soumis à une cure de dix jours pendant lesquels il prit deux
capsules de 0ᵍʳ,05 de novarsénobenzol par jour, et dès
le troisième jour les kystes amibiens d'*E. coli* et d'*E. dysenteriæ* disparurent des selles. Depuis cette cure, 60 examens
ont été pratiqués et l'on n'a pu retrouver que des kystes
de *Trichomonas*. Les symptômes cliniques, en même temps,
s'améliorèrent considérablement.

Chez un autre malade, nous avons pu comparer la valeur
relative de l'émétine et des capsules de novarsénobenzol.
Les selles étaient riches en kystes d'*E. coli* et d'*E. dysenteriæ*, en kystes de *Lamblia* et de flagellés. Il a reçu pendant
dix jours 0ᵍʳ,04 d'émétine par jour ; les kystes d'*E. dysenteriæ* disparurent au quatrième jour, mais reparurent au
dixième jour ; aucune des autres variétés de kystes ne
disparut. Huit jours après, nous avons fait prendre à ce
malade 0ᵍʳ,10 de novarsénobenzol en capsules par jour
pendant dix jours, et très rapidement tous les kystes disparurent, pendant plusieurs semaines d'observation, sauf
ceux de *Lamblia* qui cependant diminuèrent considérablement de nombre.

Chez de nombreux autres malades, nous avons fait des
constatations analogues, mais malheureusement nous
avons pu voir que, chez plusieurs d'entre eux, les kystes
avaient réapparu quelque temps après la suspension du
traitement ; l'un d'eux a même présenté, à la fin d'une
deuxième série de capsules, une légère crise dysentérique.

Depuis ces premières recherches, nous avons amélioré
notre technique en associant aux capsules de novarséno-

benzol de l'ipéca et du bismuth administré également par voie buccale sous forme de pâte dont nous étudierons plus loin les effets.

L'emploi de ces capsules est utile pour prolonger, par un traitement ambulant, les effets d'une cure de piqûres ; pour en maintenir les bons résultats, il est pratique de faire prendre aux malades systématiquement, pendant quelques jours par mois, p'usieurs de ces capsules.

Nous avions même, en 1916, proposé cette médication à titre préventif, en faisant prendre aux porteurs de germes sains, ou aux individus susceptibles de se contaminer, des capsules de novarsénobenzol ; ce traitement préventif serait comparable à celui du paludisme par la quinine. Cette dée a été reprise depuis par M. Noc qui a proposé les comprimés kératinisés de poudre d'ipéca ; dans ce but également, Dall avait proposé, peu après nous, l'emploi de l'iodure d'émétine.

Chez quelques malades, nous avons constaté la disparition de vers intestinaux comme les oxyures sous l'influence du novarsénobenzol en ingestion, mais ces faits deman·deraient une étude plus spéciale et plus complète.

Dans le même ordre d'idées, nous avons remarqué que les capsules de novarsénobenzol peuvent faire disparaître rapidement les spirilles parfois très abondants au cours de la dysenterie amibienne. Le Dantec et à sa suite divers auteurs ont même décrit une forme spéciale de dysenterie spirillaire ; pendant longtemps, nous avons cru à cette entité morbide, mais de nombreux exemples et surtout des examens patiemment répétés nous ont montré presque toujours la présence d'autres parasites qui, bien qu'intermittents, sont à la base de la dysenterie ; les spirilles ne joueraient à notre avis qu'un rôle d'infection secondaire. Quoi qu'il en soit, leur présence peut entretenir des troubles intestinaux très prolongés et il n'est pas inutile de savoir que les capsules de novarsénobenzol les combattent efficacement. C'est peut-être à l'action sur les spirilles, si fréquemment rencontrés dans diverses affections intestinales, que peut être due l'action efficace de ces capsules sur des troubles intestinaux mal caractérisés, ainsi que l'ont signalé plusieurs observations.

A plusieurs reprises, nous avons remplacé le novarsénobenzol, dans un but économique, par l'atoxyl. Par la voie sous-cutanée l'action n'est pas comparable à celle du novarsénobenzol ; elle n'est pas supérieure à celle des cacodylates, mais, par prudence, nous n'avons peut-être pas employé de doses assez fortes. Par la voie buccale l'atoxyl, sous forme de pilules de $0^{gr},10$, est bien toléré par l'estomac et exerce aussi une action sur les porteurs de kystes, mais moins constante que le novarsénobenzol. A défaut de ce dernier, l'on pourra employer l'atoxyl en pilules, mais les résultats sont beaucoup moins bons.

c. Voie rectale.

Nous avons également préconisé dès 1916 et constaté les bons effets du novarsénobenzol en lavements. Son action locale peut être très efficace dans certaines formes ulcéreuses, douloureuses, et surtout hémorragiques ; dans les rectites douloureuses, les lavements font parfois disparaître très rapidement le ténesme et modifient les sécrétions.

L'emploi des suppositoires serait plus facile, mais le médicament ne se répand pas sur toute l'étendue de la muqueuse du gros intestin et souvent il est irritant, aussi préférons-nous le lavement.

D'habitude nous faisons dissoudre $0^{gr},15$ ou $0^{gr},30$ de novarsénobenzol dans 60 centimètres cubes d'eau bouillie et, si le malade le tolère mal, nous ajoutons quelques gouttes de laudanum. Ce lavement, administré le soir au moyen d'une poire en caoutchouc, après évacuation préalable de l'intestin, est en général très bien toléré, conservé toute la nuit.

En le répétant tous les trois ou quatre jours, nous l'associons presque toujours aux traitements par piqûres ou par voie buccale.

Différents mucilages ont été proposés pour incorporer le novarsénobenzol en lavements, mais il nous paraît inutile d'y recourir, car, si l'on a soin de ne pas employer une trop grande quantité de liquide (60 à 100 grammes au maximum d'eau ou de sérum physiologique), le lavement est toujours bien toléré et conservé pendant toute la nuit.

Telles sont les principales voies d'administration de la médication arsenicale que nous avons proposées et étudiées depuis 1915 dans le traitement de l'amibiase. Comme il s'agit de faits nouveaux, nous avons cru bon de les développer assez longuement et de fournir quelques documents ; nous verrons plus loin comment ce médicament doit être employé et associé aux autres selon les périodes et les formes de la maladie.

C. — IODURE DOUBLE D'ÉMÉTINE ET DE BISMUTH

Un chimiste anglais, M. du Mey (1) a essayé, par la voie buccale, l'emploi de deux composés nouveaux devant, selon lui, mettre en liberté dans l'intestin de l'émétine à l'état naissant : l'iodure double d'émétine et de bismuth et l'iodure double d'émétine et de mercure. Le premier de ces produits a été expérimenté en Angleterre par Dale, Low et Dobell et en France par Lebœuf (2). Pour être toléré par l'estomac, il est nécessaire de l'enrober, sous forme de comprimés, dans du gluten ou de la gélatine formolée. Les doses qu'ils ont fixées sont de 18 centigrammes par jour en trois fois et pendant douze jours consécutifs. Souvent

(1) A. DU MEY, Deux composés de l'émétine pouvant rendre service dans le traitement de l'amibiase (*Philippine Journal of Tropical Medicine*, vol. 11, janvier 1915).

(2) LEBŒUF, Le traitement de l'amibiase intestinale par l'iodure double d'émétine et de bismuth (*Presse médicale*, n° 28, 9 juillet 1917).

ce médicament est mal toléré, surtout au début du traitement, et les doses doivent être réduites à $0^{gr},05$ par jour.

Des observations publiées par ces auteurs, et en particulier de celles de Lebœuf, il résulte que « tous les amibiens, quelle que fût la forme clinique de leur infection (épisodes aigus ou séquelles chroniques) qui ont pris régulièrement 18 centigrammes d'iodure double pendant douze jours ont vu disparaître leurs amibes ou leurs kystes ». Il n'a constaté qu'une rechute, et sur deux malades qu'il a pu observer cinquante-deux et soixante jours après ce traitement, les amibes ou les kystes n'avaient pas reparu.

Après avoir longuement étudié ce produit, je suis beaucoup moins enthousiaste que Lebœuf : il est souvent mal toléré, surtout si l'enrobage est insuffisant ; mais, même avec des capsules qui ne s'ouvrent que dans l'intestin, les nausées, les éructations et même les vomissements ne sont pas rares ; aussi est-il exceptionnel de pouvoir atteindre la dose nécessaire de $0^{gr},18$ par jour. De plus, ce médicament donne souvent de la diarrhée avec coliques, épreintes ce qui déprime les malades et les fait maigrir. Enfin, il ne paraît pas exempt de toute toxicité : chez l'un de nos amibiens, l'on dut arrêter aussitôt son administration à la suite d'accidents rappelant ceux provoqués par l'émétine (tachycardie, palpitations, oligurie, etc.). Il nous paraît donc contre-indiqué, ou du moins très délicat à employer chez des sujets peu résistants, ce qui est souvent le cas pour les amibiens ; même chez des sujets robustes, c'est un médicament très désagréable que les malades refusent d'ailleurs rapidement.

Son efficacité est-elle infaillible et compense-t-elle ces ennuis? Nous ne l'avons pas constaté. Sans doute on nous objectera que nous avons employé des doses trop faibles ($0^{gr},15$ par jour au maximum, et non $0^{gr},18$ comme le conseille Lebœuf) ; mais il nous a été impossible de les dépasser ; nous avons cherché à compenser cette infériorité en multipliant les séries et nos malades ont absorbé des doses totales oscillant entre 2gr,80 et 3gr,60 en plusieurs séries, sans obtenir les résultats que nous escomptions. Lorsque le sujet n'est pas trop déprimé, l'on arrive quelquefois, avec de la patience, à lui faire prendre les doses nécessaires, mais, les résultats ne compensant pas ces inconvénients, et les malades se refusant rapidement à en continuer l'usage, nous avons dû renoncer à l'emploi de l'iodure double d'émétine et de bismuth.

D. — PATE CHARBON-IPÉCA-BISMUTH

Ayant reconnu, depuis le début de nos travaux, la nécessité de recourir chez certains malades, ou plutôt à certaines phases de la maladie, au traitement par la voie buccale, ayant constaté l'impossibilité d'administrer dans ce but l'émétine ou l'iodure d'émétine et de bismuth, nous avons pensé que l'association du bismuth et de l'ipéca, dont les bons effets pris isolément sont bien connus, pourrait être utile. Dans ce but nous avons étudié une formule de **pâte** dont nous nous servons depuis plus de six ans et qui, **dans** le traitement de l'amibiase chronique, nous a donné d'excellents résultats. Nous la formulons ainsi :

```
Poudre de charbon végétal........
   —        sous-nitrate de bismuth.  (  ââ 100 grammes.
Sirop simple...................     (
Glycérine ....................
Poudre d'ipéca.....................  4    —
```

Deux à dix cuillerées à café par vingt-quatre heures, soit environ 5 centigrammes de poudre d'ipéca et 1gr,25 de bismuth par cuillerée à café.

Si le malade est atteint de troubles diarrhéiques violents et douloureux, on peut ajouter un peu d'opium : 0gr,80 de poudre d'opium pour toute la masse précédente, soit 1 centigramme par cuillerée à café, soit, mieux encore, ajouter quelques gouttes de laudanum ou d'élixir parégorique à la pâte au moment de l'avaler.

Sous cette formule, elle est excessivement bien tolérée ; il suffit d'en varier les doses selon les circonstances et nous verrons plus loin comment, en l'associant aux comprimés de novarsénobenzol, l'on arrive à instituer, uniquement par la voie buccale, une thérapeutique vraiment efficace de l'amibiase chronique.

E. — AUTRES MÉDICAMENTS

A côté de ces médicaments, dont nous nous servons constamment dans le traitement de l'amibiase parce qu'une longue expérience nous en a montré l'efficacité et la bonne tolérance, il en est d'autres, dont le rôle antiparasitaire est moins prouvé et qui, de temps en temps, donnent des succès. Nous ne ferons que les citer, car il faut les connaître, mais nous les jugeons très inférieurs aux précé-cédents ; il est bon de les utiliser lorsqu'on est obligé de changer de thérapeutique, ce qui arrive fréquemment au cours du traitement de l'amibiase. Nous citerons surtout le Simarouba, et le Kho-sam ; ce dernier se trouve dans le commerce sous forme de comprimés qui arrêtent parfois, à la dose de deux à trois par jour, assez rapidement des poussées de colite hémorragique.

L'EMPLOI DE CES MÉDICAMENTS AUX DIF-FÉRENTES PÉRIODES DE L'AMIBIASE. LES INDICATIONS ET LES RÉSULTATS DU TRAITEMENT PAR INJECTIONS ET PAR VOIE BUCCALE.

Alors que, dans la syphilis et dans le paludisme, il existe un traitement préventif et un traitement abortif parce qu'il est possible de reconnaître le moment de la contamination et même, dans la plupart des cas, de le déterminer avec précision, il est au contraire très difficile dans l'amibiase, même si le malade en présente des symptômes, de préciser depuis combien de temps il s'est infecté. Alors qu'un syphilitique ou un paludéen pourront renseigner leur médecin et lui dire exactement la date d'apparition du chancre ou du premier accès fébrile, jamais l'amibien ne pourra fournir ce point de repère précis : il reconnaîtra qu'à telle époque il a eu de la diarrhée même sanglante, des troubles gastro-intestinaux, mais jamais il ne donnera un renseignement exact sur la date de son infection. Il ne le peut guère d'ailleurs, car l'amibiase peut rester longtemps latente et lorsqu'apparaît le premier symptôme suffisamment net il y a souvent longtemps que l'infection est faite ; je n'en prendrai pour preuve que la fréquence des malades qui présentent des kystes amibiens dans les selles, dont l'intestin par conséquent renferme des amibes et chez lesquels le symptôme dysentérique n'apparaît souvent que longtemps après cette constatation. Ordinairement l'amibiase débute par une série de troubles gastro-intestinaux mal définis et ce n'est qu'au bout d'un temps plus ou moins long que le diagnostic se pose par la constatation des amibes : c'est du moins le cas le plus fréquent sous nos climats ; quelquefois elle peut débuter par une crise aiguë, mais rien ne prouve qu'elle coïncide avec le début de l'infection. Il résulte de tous ces faits que les traitements préventif et abortif sont difficilement applicables et qu'il n'existe à leur égard aucune règle fixe.

A. — TRAITEMENT PRÉVENTIF

En dehors des précautions hygiéniques que l'on fait prendre à ceux qui vivent dans des milieux où l'infection amibienne est possible, je ne crois pas que l'on ait jamais proposé de traitement préventif au moyen de médicaments. Je crois avoir le premier émis la possibilité de ce traitement en 1916 en étudiant les effets des comprimés de novarsénobenzol sur l'amibiase. En effet nous écrivions (1) : « Peut-être pourrait-on, par ce procédé, instituer un véritable traitement préventif de l'amibiase en faisant prendre aux porteurs de germes sains, ou à ceux qui sont susceptibles de se contaminer, des doses préventives de ce médicament et obtenir des résultats comparables à ceux que donnent les doses préventives de quinine dans le paludisme. » Cette idée a été reprise depuis par M. Noc qui a proposé les comprimés kératinisés de poudre d'ipéca ; dans ce but, Dall avait proposé, peu après nous, l'emploi de l'iodure double d'émétine et de bismuth.

(1) P. Ravaut et Krolunitsky, L'emploi du novarsénobenzol dans le traitement de la dysenterie amibienne (*Bulletin de la Société de pathologie exotique*, 12 juillet 1916, n° 7).

Cette question mériterait d'être étudiée et ces suggestions permettront peut-être la création d'une méthode de traitement préventif contre l'amibiase. En tout cas, même si elle est inutile, l'administration, dans un but de prévention, de comprimés de novarsénobenzol ne peut pas être dangereuse et ne peut, au contraire, par son arsenic, qu'agir efficacement sur l'état général du sujet.

B. — TRAITEMENT ABORTIF

Pour les raisons précédentes, on ne peut jamais affirmer si le traitement que l'on vient d'instituer chez un amibien récemment contaminé mérite le nom de traitement abortif. Chez certains malades, l'on a pu juguler très rapidement la maladie dès ses premières manifestations, par un traitement énergique ; dans la suite, aucun autre symptôme ne s'étant manifesté, l'examen des selles n'ayant plus montré d'amibes, peut-on dans ces conditions qualifier d'abortif un tel traitement? C'est bien difficile lorsqu'on ne peut pas être fixé sur la date exacte de la contamination. Sans vouloir discuter plus longtemps sur la valeur d'un terme, il en résulte ce fait pratique : c'est que l'amibiase, attaquée vigoureusement dès ses premières manifestations, peut rétrocéder très rapidement, ne plus reparaître, ce qui permet d'admettre comme possible sa guérison ; plus le traitement est précoce, plus ce résultat semble possible, comme pour la syphilis, comme pour le paludisme. Le mode de traitement ne diffère pas du traitement d'attaque ordinaire qui doit être opposé à toute manifestation aiguë de l'amibiase, comme nous allons le voir.

C. — TRAITEMENT D'ATTAQUE

Il résulte des différentes considérations exposées plus haut que, selon la période à laquelle est attaquée l'amibiase, selon la nature des accidents pour lesquels le médecin intervient, le mode d'attaque sera très différent. De quelque façon que l'amibe manifeste sa présence et même si on ne peut que la soupçonner, il faut aller au-devant d'elle sans tarder et savoir choisir le mode de traitement qui sera le plus efficace. J'estime en effet qu'il y a des amibiases qu'il faut attaquer d'emblée par les injections intraveineuses et sous-cutanées ; il y en a d'autres pour lesquelles cette méthode ne donne rien et il faut recourir d'emblée au traitement par la voie buccale ; il y a des amibiens chez lesquels, après une cure au moyen de piqûres, il faut continuer le traitement par la voie buccale, et inversement. Ce qu'il faut bien comprendre, à mon avis, c'est que ces deux voies d'administration des médicaments donnent des résultats très différents et que leurs indications varient beaucoup. Nous allons essayer de les indiquer rapidement.

S'agit-il, au début de la maladie, d'une crise aiguë nettement caractérisée avec émission de glaires sanglantes, de matières purulentes contenant de nombreuses amibes vivantes, c'est sans aucun doute par le traitement émétino-arsenical en piqûres qu'il faut commencer ; de même si le malade présente des complications hépatiques, qu'il s'agisse d'abcès nettement constitué, de simple hépatite, il faudra agir de même et tenter de faire disparaître tous ces symptômes par une première série d'injections. Puis, plus tard, si l'on s'aperçoit que, même en répétant les séries de ce traitement, les effets sont moins nets, que l'examen des selles ne révèle pas la présence d'amibes, mais la persistance constante des kystes, c'est alors qu'il faut s'adresser au traitement par la voie buccale ; à ce moment, les injections d'émétine ou de novarsénobenzol ne pouvant parvenir à l'intestin que par la voie sanguine n'ont plus d'action, il faut attaquer directement la maladie par un traitement local, à la fois par la voie buccale et par la voie rectale.

S'agit-il de vieux dysentériques chroniques, anémiés,

fatigués, chez lesquels l'émétine, non seulement n'a plus d'action, mais produirait souvent de la dépression, il faut sans hésiter recourir d'emblée au traitement par la voie buccale. C'est la seule façon d'agir sur certains troubles entéritiques chroniques d'origine amibienne, et surtout sur les kystes. Enfin, dans les multiples infections intestinales surajoutées à l'amibiase, le traitement n'a d'action que par la voie gastrique ou rectale. Il faut savoir jouer, dans le traitement de l'amibiase, de ces deux voies d'administration des médicaments, car elles se suppléent, se complètent : l'une peut réussir au moment où l'autre vient d'échouer.

Bien que cette règle n'ait rien d'absolu, car c'est une question de malades et de tolérance, l'on pourrait dire schématiquement que dans les formes aiguës à amibes, les injections émétino-arsenicales représentent le traitement de choix et que, dans les formes chroniques à kystes, le traitement par la voie buccale est préférable ; c'est une indication très générale qu'il ne faudrait pas prendre à la lettre, car souvent il faut tâtonner et choisir le mode de traitement dont le malade s'accommode le mieux.

1º Cures d'attaque
par les injections émétino-arsenicales.

Nous avons vu au chapitre précédent que le chlorhydrate d'émétine et le novarsénobenzol représentaient les médicaments les plus actifs que nous possédions dans la lutte contre l'amibiase. Nous avons vu que le premier peut parfois déprimer les malades, fatiguer le cœur et le système nerveux ; aussi est-il bon d'en espacer les injections et de ne pas dépasser certaines doses car, en raison de la lenteur de son élimination, une accumulation peut se produire. Pour pallier à ces inconvénients, nous lui associons le novarsénobenzol, dont nous avons longuement étudié l'action sur les amibes et qui, au contraire, relève l'état général et corrige les effets dépressifs de l'émétine. De plus, ainsi que nous l'avons préconisé dans le traitement de la syphilis et du paludisme, il nous paraît préférable, dans le traitement des maladies à protozoaires, de s'adresser simultanément à deux médicaments actifs et de rompre ainsi à chaque instant l'accoutumance que le parasite pourrait présenter à l'un d'eux. Aussi avons-nous combiné une cure mixte émétino-arsenicale qui, bien maniée, nous a donné d'excellents résultats : elle est d'une efficacité remarquable sur les formes aiguës ou subaiguës, sur les complications hépatiques récentes, mais elle doit être bien réglée et suffisamment prolongée si l'on veut obtenir un résultat durable. Trop souvent le traitement de l'amibiase est commencé par quelques injections d'émétine, faites sans règle déterminée, et interrompues dès que les symptômes cliniques ont disparu ; c'est là le plus souvent la cause des rechutes successives et de la persistance parfois indéfinie de la maladie. Comme dans la syphilis, un traitement initial insuffisant peut être parfois plus nuisible qu'utile. Il faut au contraire profiter de la période d'acuité, pour traiter aussi complètement que possible le malade ; parfois même, il est bon de provoquer artificiellement une crise dysentérique, soit par un purgatif, soit par un lavement iodé, soit même par une injection intraveineuse de 1 ou 2 centigrammes de cyanure de mercure, tout en continuant le traitement, car, à ce moment, les médicaments ont une prise beaucoup plus grande.

La cure que nous préconisons consiste en dix injections intraveineuses de novarsénobenzol aux doses de $0^{gr},30$ faites à quatre jours d'intervalle; après les injections 1, 2, 3, nous injectons, chacun des trois jours intermédiaires, l'émétine aux doses de 4, 6, 8 centigrammes; après les injections 4, 5, 6, nous suspendons l'émétine et nous la reprenons aux doses précédentes après les injections 7, 8 et 9.

Le malade a reçu ainsi en quarante jours dix injections intraveineuses de novarsénobenzol et dix-huit injections d'émétine, dont la dose totale ne dépasse pas 1^{gr},08 et n'expose ainsi à aucun inconvénient.

Nous ne dépassons pas la dose de 0^{gr},30 de novarsénobenzol, car nous avons remarqué que les dysentériques, en raison de leur fatigue, et surtout des altérations du tube digestif, du foie, supportent moins bien ce médicament que d'autres malades, surtout s'il s'agit de formes chroniques. De même, pour éviter tout trouble cardiaque, nous ne dépassons pas la dose de 0^{gr},08 d'émétine ; cependant, en surveillant attentivement le cœur, cette dose peut être dépassée, mais exceptionnellement pensons-nous, et atteindre 12 centigrammes comme l'a préconisé M. Chauffard. La qualité de l'émétine doit être rigoureusement surveillée.

Cette cure est très bien supportée par un adulte, ne présentant pas d'altération viscérale grave ; il appartiendra au médecin d'en augmenter ou d'en diminuer l'intensité et la durée selon l'état de son malade ou le but qu'il poursuit.

Dans la crise dysentérique aiguë, les effets de l'émétine sont bien connus ; nous avons signalé ceux que donne le novarsénobenzol ; l'association des deux est encore plus remarquable sur la cessation des douleurs, la disparition du sang et de la diarrhée. Dès les premières injections de cette cure, tous les phénomènes morbides disparaissent et l'appétit reparaît ; il y a intérêt à alimenter aussi rapidement que possible un dysentérique et à augmenter sa résistance à l'amibe. Ces effets sont d'autant plus nets que la maladie est plus récente ; dans certains cas anciens, les amibes sont devenus résistantes à tout médicament et nous envisagerons plus loin ce fait. La rapidité de l'action thérapeutique ne doit pas faire cesser le traitement ; il doit être continué, alors même que les symptômes morbides ont disparu : l'examen des selles montre, par la présence des kystes, que les parasites existent toujours ; la prolongation systématique du traitement est la seule façon de les atteindre. Même si l'examen des selles est négatif, nous savons par l'expérience que, pour maintenir ces résultats, il faut avoir recours à des cures répétées systematiquement, à intervalles réguliers, pendant les premiers stades de l'affection. Si le retour des accidents ne les impose pas, elles doivent être reprises tous les deux ou trois mois en s'inspirant de la formule précédente, mais réduite dans ses proportions ; on pourrait pratiquer trois injections de novarsénobenzol et neuf piqûres d'émétine intercalées entre chacune d'elles.

Dans les complications hépatiques de l'amibiase, la cure émétino-arsenicale peut rendre des services très différents, selon la période à laquelle le diagnostic est posé.

S'il s'agit d'un gros abcès du foie, la guérison n'est généralement obtenue que par l'intervention chirurgicale, mais auparavant, si l'on n'a pas la main forcée, l'on peut tenter de le faire résorber par le traitement médical. Si l'on a recours à l'opération, ces cures font cesser plus rapidement la suppuration, et leur rôle thérapeutique est nettement établi. C'est à propos d'un abcès du foie ouvert dans les bronches, suivi de fistule bronchique avec suppuration abondante, que M. Chauffard (1) montra pour la première fois en France les effets remarquables de l'émétine.

Quelquefois, l'opération a été évitée par l'évacuation par ponction et l'emploi de l'émétine injectée simultanément dans la cavité de l'abcès et sous la peau. Plusieurs observations ont été publiées par MM. Rouget, Dopter, Baur et Plisson, Carnot, etc. Les récidives sont assez fréquentes, car chez deux malades traités par cette méthode, considérés comme guéris, nous avons dû recourir quelques mois après à une intervention chirurgicale.

Cependant, dans certaines conditions, il est possible, si le diagnostic est précoce, d'obtenir, par le seul traitement médical, la rétrocession de petits foyers locaux de suppuration hépatique. Il est assez délicat de fixer le moment

---

(1) CHAUFFARD, *loc. cit.*

où un abcès, reconnu par la ponction exploratrice, doit être traité chirurgicalement ou médicalement ; en dehors des signes cliniques permettant d'apprécier le mode d'intervention, l'état du pus peut donner des indications utiles. Déjà M. Chauffard (1) avait insisté sur l'aspect du pus et montré que la présence des globules de graisse était l'indice d'un abcès mort, alors que l'état hémorragique est le signe typique de la présence d'amibes. Récemment, chez de nombreux malades, nous avons également déterminé par l'analyse du pus le stade évolutif de l'abcès. En effet, tant que le pus est d'un rouge vif, de consistance pulpeuse, se coagulant rapidement en une masse caoutchoutée, tant qu'il contient des leucocytes bien conservés sans trace de dégénérescence graisseuse, il est possible d'obtenir la résorption de l'abcès par le traitement médical. Au contraire, la présence d'éléments altérés, de globules graisseux, de cristaux d'acides gras, l'absence d'amibes, montrent qu'il ne faut pas différer l'intervention chirurgicale. En suivant cette règle, nous avons saisi sur trois malades la phase médicale de trois petits abcès et obtenu leur rétrocession par le traitement purement médical ; chez l'un d'eux, l'abcès faisait saillie au creux épigastrique et nous avons assisté jour par jour à sa résorption (2).

Mais l'amibiase hépatique n'aboutit pas toujours à la suppuration. Les congestions aiguës du foie au cours de la dysenterie amibienne sont bien connues ; leur rétrocession est parfois extrêmement rapide sous l'influence du traitement. D'autres fois, ces poussées hépatiques sont localisées et aboutissent à des déformations très limitées, formant des bosselures ; aussi peut-on dire que le foie amibien se

(1) CHAUFFARD, Abcès dysentérique du foie avec vomiques successives. Traitement par ponctions évacuatrices et émétine (*Société médicale des hôpitaux*, 16 mai 1913).

(2) P. RAVAUT et FARAUT, Abcès amibien du foie faisant saillie au creux épigastrique ; rétrocession rapide de la tumeur et des signes de suppuration sous l'influence du traitement médical (*Société médico-chirurgicale*, XVe région, 21 février 1918).

RAVAUT.   13

présente souvent sous l'aspect d'un véritable « foie bos-
selé » (1). Nous venons d'en observer de nombreux cas et
nous avons spécialement attiré l'attention (2) sur ces faits
que nous voyons de plus en plus fréquemment en France
et auxquels Françon a consacré une excellente thèse (3).
Chez ces malades nous avons souvent constaté, dès que
s'est produite la métastase hépatique, que la diarrhée
s'atténue, puis les amibes et les kystes disparaissent des
selles, absolument comme, dans la blennorragie, les gono-
coques cessent de se montrer dans le pus uréthral dès que
se forme l'orchite. De plus, la ponction exploratrice étant
négative, le diagnostic étiologique serait impossible,
si le traitement, par la rapidité de son action, ne venait
fournir la preuve de la nature amibienne de ces bosselures. Ces faits nous semblent assez fréquents pour qu'un
traitement d'épreuve soit systématiquement institué
chez tout malade présentant un point de côté net dans la
région hépatique, de la déformation du foie, une fièvre
légère, même si la ponction exploratrice est négative,
même si le malade n'a jamais présenté de symptôme
dysentérique, et même si les selles ne renferment ni kystes
ni amibes. D'ailleurs, en présence d'une hépatite, c'est la
règle de conduite suivie par certains médecins dans les
pays où l'amibiase est endémique, et elle nous paraît aussi
devoir s'imposer en France.

Si nous insistons sur ces complications hépatiques de
l'amibiase, c'est pour montrer tout l'intérêt du traitement
médical chez des malades qui pourraient être destinés
trop rapidement au chirurgien, alors que le traitement
d'épreuve représente, dans quelques cas, l'élément le plus

(1) P. RAVAUT, L'amibiase en France depuis le début de la guerre
(*Réunion de la Croix-Rouge américaine*, séance du 19 avril 1918).

(2) P. RAVAUT et CHARPIN, Sur quelques faits en apparence paradoxaux susceptibles d'égarer le diagnostic d'hépatite amibienne
(*Presse médicale*, n° 8, 10 février 1919).

(3) FRANÇON, Les hépatites amibiennes aiguës abortives (Thèse de
Paris, 1919).

important du diagnostic. Dans ces conditions, le traitement mixte émétino-arsenical, tel que nous l'avons indiqué plus haut, nous a donné des résultats extrêmement rapides et précis : aussitôt le point de côté disparaît, la bosselure s'efface, ainsi que le montrent l'examen clinique et la radioscopie, la température tombe à la normale, l'appétit revient rapidement, le malade est transformé ; chez quelques-uns, c'est une véritable résurrection. Nous ne saurions trop insister sur l'importance de ce traitement d'épreuve en pathologie hépatique, car il permet de rétablir en quelques jours l'état de malades dont l'affection a été méconnue et considérés souvent comme des cachectiques ou des tuberculeux. Ces cas sont fréquents et nous venons d'en étudier plus de quinze en l'espace de trois mois. Dans l'hépatite chronique amibienne, dont MM. Paisseau et Hutinel (1) ont montré les principaux caractères, ce traitement donne de très bons résultats.

De même, enfin, *dans les formes subaiguës de l'amibiase intestinale*, ce traitement peut être tenté si la maladie n'est pas trop ancienne, s'il n'y a pas d'infection secondaire, si les dégénérescences de l'intestin ou des glandes annexes du tube digestif ne sont pas trop accentuées. Souvent, il n'est pas possible par l'examen des selles de prouver la nature amibienne du trouble intestinal, et l'épreuve thérapeutique permet seule cette détermination. Si dans ce but l'on a recours au traitement émétino-arsenical, le résultat ne se fait pas attendre longtemps : il suffit de trois injections de novarsénobenzol et de neuf piqûres d'émétine intercalées pour constater l'amélioration ou l'insuccès. Enfin, dans certaines formes subaiguës d'amibiase, surtout chez des malades traités depuis longtemps, ces cures émétino-arsenicales par injections peuvent être inefficaces ; c'est alors qu'il faut changer le mode d'administration des médicaments et recourir à la voie buccale.

(1) PAISSEAU et HUTINEL, Hépatite amibienne chronique (*Annales de médecine*, mai 1919).

2º **Cures d'attaque**
au moyen du traitement par la voie buccale.

Dans ce but, nous faisons usage de la pâte à base de charbon, bismuth et ipéca dont nous avons donné la formule au chapitre précédent et de comprimés de novarsénobenzol.

Pendant vingt jours, nous faisons prendre un jour sur deux la pâte aux doses de trois à douze cuillerées à café par jour au moment du repas et, le jour intermédiaire, un comprimé de 0ᵍʳ,10 de novarsénobenzol à chacun des deux repas.

En outre, nous faisons prendre quelquefois tous les trois ou quatre jours des lavements de novarsénobenzol suivant la technique indiquée au chapitre précédent. Selon les malades, l'on peut ajouter certaines médications adjuvantes, comme nous le verrons plus loin. Enfin, le régime est aussi substantiel que possible ; il faut à tout prix qu'un amibien mange et engraisse, et il ne doit pas être limité dans son appétit par la proscription d'aliments qu'il aime et digère bien. Seuls nous paraissent nuisibles chez ces malades les œufs, le lait et les crudités.

En pratiquant ainsi des séries de cures qui ne gênent en rien la vie du malade, en espaçant de plus en plus les périodes de repos intercalaire, on obtient dans les dysenteries subaiguës et chroniques des résultats que le traitement par les injections est incapable de donner. Nous avons publié (1) avec M. Charpin une série d'observations des plus probantes ; nous ne citerons que l'une d'elles, car elle nous paraît absolument démonstrative. Il s'agit d'un malade qui, de novembre 1914 à juin 1918, reçoit sous la peau trois cents injections d'émétine environ et dans les veines douze injections de novarsénobenzol : pas de résultat

---

(1) P. RAVAUT et CHARPIN, Recherches sur le traitement mixte de l'amibiase intestinale chronique par la voie buccale (*Paris médical*, nº 33, 16 août 1919).

appréciable et dans ses selles se voient toujours des amibes. Au contraire, dès que le traitement par la voie buccale est commencé, l'amélioration se manifeste aussitôt ; de juin 1918 à janvier 1919, il fait des cures de pâte et de comprimés arsenicaux, et très rapidement le nombre des selles diminue, la présence du sang n'est notée qu'un jour sur vingt, des amibes ne sont trouvées que trois fois sur vingt-six examens, alors qu'auparavant leur présence était constante ; le poids augmente de 9 kilogrammes ; le malade, qui était confiné au lit, peut se lever, marcher et même faire un peu de travail. Les autres observations rapportées dans ce mémoire sont comparables et nous conservons les observations de nombreux malades qui, soignés jusqu'alors par les injections d'émétine, même dans des hôpitaux ou des services spécialisés, déclinaient chaque jour et ne se sont remis qu'avec le traitement par la voie buccale.

Nous n'insistons pas davantage sur les avantages de ce traitement chez les amibiens chroniques ; on en juge rapidement par la reprise de l'appétit, l'augmentation du poids, la diminution du nombre des selles, leur meilleur aspect et surtout la disparition des kystes ; souvent ces modifications ne se font que lentement et il est nécessaire de multiplier les cures.

Nous ajouterons enfin que le traitement par la voie buccale est beaucoup plus efficace que le traitement par les piqûres pour déterminer la disparition des kystes, et pour en modifier la persistance parfois décourageante ; c'est souvent le seul qui soit efficace. De même, chez les porteurs sains, c'est-à-dire chez les nombreux sujets dont les selles renferment des kystes amibiens sans que l'on constate de symptômes dysentériques, il est possible, par l'administration de ce traitement, de faire disparaître ces formations ; quelquefois les comprimés de novarsénobenzol sont suffisants à eux seuls, mais il faut en prolonger l'emploi par séries répétées.

En résumé, il ne s'agit pas seulement de faire disparaître

les symptômes inquiétants de la maladie pour croire le malade guéri, mais il faut surtout, ceux-ci disparus, que médecin et malades comprennent la nécessité de continuer le traitement pendant longtemps encore. De même que, chez un syphilitique, il ne viendra maintenant à l'idée de personne de cesser le traitement aussitôt après la disparition des accidents, de même, dans le paludisme et surtout dans l'amibiase, il faut persévérer et, alors même que rien n'en indique la nécessité, continuer les cures thérapeutiques soit par les injections, soit par la voie buccale. Tout ce que nous savons sur la biologie de ces parasites nous oblige, pour obtenir leur destruction, à des traitements systématiquement prolongés ; avant d'avoir obtenu leur destruction complète, nous devons sans cesse prévenir leur action et ne jamais être devancés par eux.

D. — TRAITEMENT D'ENTRETIEN

Après ce que nous venons d'écrire, il est évident que, si le traitement d'attaque doit être continué aussi longtemps que persistent les signes cliniques ou biologiques de la maladie, il faut bien, en revanche, savoir distinguer, comme nous le verrons plus loin, ce qui appartient en propre à l'amibiase de ce qui peut être attribué à des complications, des associations ou des séquelles si fréquentes après la dysenterie. Aussi ne peut-on pas fixer de limites à la durée du traitement ; il faut se rappeler néanmoins qu'il doit être longtemps prolongé, même alors que tout symptôme a disparu, si l'on veut éviter les rechutes ou les retours. Devant cette impossibilité de fixer un terme à la guérison, nous croyons prudent de continuer le traitement par des séries de cures d'entretien qui seront d'autant mieux suivies qu'elles ne fatigueront pas et ne gêneront pas le malade. Le mode le plus pratique nous paraît être le traitement par

la voie buccale au moyen de la pâte charbon-bismuth-
ipéca et les comprimés de novarsénobenzol. Il sera facile
de conseiller, pendant un temps assez long, des séries de
cures de vingt, seize, dix jours, de plus en plus espacées ;
beaucoup de nos malades, en apparence guéris depuis
longtemps, recourent de temps en temps à ces séries
de cures de prudence et s'en accommodent fort bien.

Chez un de nos sujets atteint d'ulcus colique d'origine
amibienne, nous avons dû prolonger pendant plus de deux
ans ce traitement d'entretien ; la longue observation (1)
nous paraît des plus démonstrative et montre les bons
effets d'un traitement méthodiquement et patiemment
prolongé.

(1) P. RAVAUT, L'ulcus colique d'origine amibienne (*Revue médicale française,* mai 1921.

CHAPITRE IV

LES DYSENTERIES RÉSISTANTES AU TRAITEMENT. — LES GUIDES DU TRAITEMENT ET L'ÉPREUVE THÉRAPEUTIQUE.

Nous voudrions insister en terminant sur quelques faits importants à connaître et auxquels il faut penser au cours du traitement de l'amibiase.

A. — LES DYSENTERIES RÉSISTANTES AU TRAITEMENT ORDINAIRE

Il est de règle que le traitement antiamibien institué dans de bonnes conditions détermine très rapidement une amélioration considérable dans l'état du malade. Cependant quelquefois la thérapeutique est tenue en échec et les symptômes persistent : il ne faut pas se décourager, mais s'efforcer d'en rechercher les causes. Elles peuvent être multiples et nous indiquerons les principales.

a. Le rôle de l'amibo-résistance.

Quelquefois il s'agit de parasites qui sont devenus résistants aux médicaments, et nous en avons observé quelques cas : l'émétine, aussi bien que l'arsenic, étaient

devenus inefficaces. Presque toujours, il s'agit de malades
qui ont été insuffisamment traités au début de leur maladie, qui, sans méthode, ont essayé tous les médicaments
et chez lesquels même l'emploi de corps nouveaux devient
rapidement inefficace. Il ne faut donc pas croire, du moins
avec ceux que nous employons actuellement, qu'il y ait
intérêt chez ces malades à n'user que d'une thérapeutique
et à se réserver la seconde en cas d'insuccès de la première.
Une amibe qui résiste à l'émétine deviendra très rapidement résistante à l'arsenic, et inversement. Nous pensons,
au contraire, dans ces conditions, qu'il faut faire au malade
des séries de cures mixtes émétino-arsenicales, aussi vigoureuses qu'il pourra les supporter, les alterner avec des
cures par la voie buccale, et les répéter autant qu'il sera
nécessaire, sans que ni le malade ni le médecin ne perdent
patience. Avec un dosage méthodique des médicaments, les
accidents d'intolérance ne sont pas à craindre. Sans se
laisser hypnotiser par l'état des selles, et même par la persistance des amibes, il faut, à tout prix, que le malade
reprenne l'appétit et augmente de poids ; il doit être suivi
et traité sans aucune défaillance. Parfois même, il y a intérêt
à provoquer, par des purgations légères au sulfate de soude
ou au calomel, de petites poussées d'entérite, au cours du
traitement ; il semble que, dans ces conditions, les amibes
deviennent plus facilement vulnérables.

Dans quelques cas, ayant observé, au moment des métastases hépatiques, une diminution des troubles intestinaux,
nous avons mis en pratique cette constatation en provo-
quant, chez un dysentérique dont les amibes étaient
rebelles au traitement, un abcès de fixation : or, pendant
tout le temps qu'évolua l'abcès, le sang et les amibes disparurent des selles.

Ces faits nous prouvent, une fois de plus, la nécessité
d'attaquer la maladie précocement, aussi activement que
possible, sans laisser à l'amibe le temps de s'installer dans
l'intestin et d'y organiser sa résistance ; par la persistance

dans la thérapeutique, par des alternances fréquentes dans la voie d'administration des médicaments, par des variations médicamenteuses, il est presque toujours possible d'en avoir raison.

b. Le rôle des associations secondaires.

A l'amibe s'ajoutent souvent d'autres parasites et les infections secondaires ne sont pas rares. Il faut y penser et savoir les reconnaître, sous peine de risquer de prolonger inutilement un traitement uniquement antiamibien.

Déjà en 1915, dès le début de nos recherches, nous avions observé l'association de l'amibe et des *bacilles dysentériques* ; l'un risque de masquer l'autre, et nous avons déjà désigné ces formes relativement fréquentes sous le terme de « dysenteries camouflées » (1). L'évolution clinique, les examens bactériologiques des selles et le séro-diagnostic bien interprété mettront sur la voie de ce diagnostic complexe. Si, par toutes ces recherches, il était prouvé que les bacilles dysentériques ont un rôle pathogène, il faudrait d'abord traiter la poussée éphémère de dysenterie bacillaire par le sérum antidysentérique et s'occuper ensuite des amibes. Dans des cas incertains, quelques injections de sérum pourraient servir de traitement d'épreuve.

D'autres fois, ce sont des *bacilles typhiques ou paratyphiques* qui masquent l'amibiase, mais leur influence reste passagère et tôt ou tard l'amibe sait se révéler.

De même, l'*association spirillaire* est extrêmement fréquente, et camoufle si bien l'amibiase que dans plusieurs cas nous crûmes primitivement au rôle pathogène de ces spirilles. Ils sont d'habitude extrêmement nombreux, et dans l'examen des selles l'on ne trouve que des spirilles

(1) P. RAVAUT et KROLUNITSKY, Les états dysentériformes et les dysenteries au cours de la guerre (*Revue de pathologie de guerre* n° 2, novembre 1916. Vigot, édit.).

formant sur lames un véritable feutrage ininterrompu ; dès qu'on les fait disparaître par l'ingestion de comprimés de novarsénobenzol, on retrouve l'amibe, et la maladie reprend son véritable caractère.

Enfin, les parasites communs de l'intestin, comme les *Trichocéphales*, les *Ascaris* et la plupart des *vers intestinaux*, trouvent souvent, par la présence de l'amibe, de bonnes conditions de vitalité et engendrent des troubles divers qui entretiennent l'évolution de l'amibiase ; c'est alors qu'il faut user de thymol, de soufre, de santonine, etc., pour les faire disparaître. Souvent aussi les *Trichomonas*, les *Lamblia* surtout, peuvent par leur présence entretenir des symptômes dysentériques ; comme les spirilles, il semble que les *Lamblia* peuvent, dans certains cas, par leur abondance, créer à eux seuls une dysenterie spéciale, mais j'ai constamment vu, derrière le *Lamblia,* apparaître, plus ou moins longtemps après, l'amibe et je crois que la dysenterie à *Lamblia* est tout à fait rare. Il ne faut pas toutefois nier leur influence pathogène, mais s'efforcer de les faire disparaître par le soufre, la térébenthine et les sels arsenicaux, ce qui n'est pas toujours facile. Enfin, il n'est pas jusqu'à la *flore intestinale* qu'il faille savoir modifier par le régime amylo-végétarien, par les ferments lactiques, etc., dans le but de faciliter l'action des médicaments spécifiques.

Très fréquemment aussi se voient dans les selles dysentériques des *levures* ou des *champignons* parfois très abondants, se teignant en violet par le réactif iodo-ioduré ; dans ces cas, nous avons obtenu de bons résultats en faisant ingérer deux fois par jour, au moment des repas, du liquide de Lugol aux doses de 10 à 60 grammes par jour.

D'autres fois, les infections secondaires sont le fait de maladies intercurrentes, et les plus fréquentes sont le paludisme et la syphilis. Chez plusieurs syphilitiques, atteints d'amibiase traitée cependant par des sels arsenicaux, nous avons vu l'administration du mercure modifier rapidement l'évolution, traînante jusque-là, de l'amibiase.

Les faits de ce genre, en ce qui concerne le paludisme, sont bien connus.

c. **Le rôle des thérapeutiques insuffisantes ou défectueuses.**

Nous avons suffisamment insisté sur les divers modes d'administration des différents médicaments efficaces dans le traitement de l'amibiase pour n'y plus revenir ; nous avons montré la nécessité d'en varier l'emploi, la voie d'introduction et d'en prolonger l'usage pendant un temps suffisant. Cependant, avant de proclamer quelquefois leur inefficacité, il faut s'assurer que les malades les prennent bien et surtout qu'ils sont bien préparés. Souvent, dans la fabrication de la pâte, l'on substitue au bismuth des poudres inertes qui coûtent beaucoup moins cher ; souvent aussi les sucs gastro-intestinaux ne sont pas suffisamment actifs pour digérer la matière enveloppant les comprimés; ils traversent l'intestin sans s'ouvrir et sont éliminés tels quels. Il faut toujours vérifier s'ils s'ouvrent bien dans l'intestin et, dans le doute, il est préférable de les couper en deux avant de les avaler.

Enfin, il est un mode de traitement sur lequel nous n'avons que peu insisté : c'est le traitement local sous contrôle de la rectoscopie. Son principal inconvénient est de n'agir que sur des lésions limitées à la dernière portion du gros intestin, ce qui porte souvent à négliger celles qui siègent plus haut. En tout cas, il ne peut être qu'utile de traiter par des applications locales diverses celles qui peuvent être atteintes et Friedel en a, dès 1913, montré les bons résultats. Au contraire, par les lavements, tout le gros intestin peut être irrigué par des substances diverses ; pour qu'il soit utile, il faut qu'il soit conservé longtemps; aussi ne faut-il pas dépasser 200 grammes d'excipient, l'administrer lentement et y adjoindre au besoin un peu d'opium. On a déjà pré-

conisé la liqueur de Labarraque, le protargol, le nitrate
d'argent ; nous avons montré les bons effets du novarsénobenzol ; tout récemment, se basant sur les expériences du
professeur Delbet, M. Aine (1) a obtenu de très bons résultats
par des lavements contenant, pour 200 grammes d'eau,
0^{gr},30 de bicarbonate de soude et 0^{gr},30 de chlorure de
magnésium. Les grands lavages, au contraire, sont à décon-
seiller ; d'ailleurs les malades s'en plaignent rapidement et
finissent par les refuser.

d. Le rôle des insuffisances viscérales et des séquelles.

Dans certaines formes résistantes au traitement, la
déchéance physique du malade entrave toute action thérapeutique. Elle est entretenue par l'anémie, des insuffisances
glandulaires, des troubles de sécrétion qu'il faut savoir
dépister pour y remédier.

Je crois avoir signalé le premier le rôle de l'insuffisance
surrénale dans l'amibiase (2) et montré l'importance de ce
syndrome. Depuis, de nombreux auteurs l'ont constaté et
je le retrouve presque constamment chez mes malades.
Chez quelques-uns, j'ai même noté une baisse de la
tension artérielle au moment des rechutes. Elle se traduit
chez eux par de l'asthénie, des douleurs lombaires, la
constatation de la raie blanche, de l'hypotension, et l'effet
de l'adrénaline est presque toujours immédiat, ou mieux,
celui des cachets de poudre sèche de glande surrénale.

Chez ces malades, il ne faut administrer l'émétine qu'avec
une grande prudence.

De même, la constatation de l'anémie chez les amibiens

(1) AINE, Traitement des séquelles intestinales de l'amibiase (*Journal médical français*, n° 5, mai 1921).

(2) P. RAVAUT et KROLUNITSKY, Sur quelques formes cliniques de
dysenterie amibienne autochtone observées au cours de la petite
épidémie de la région du Nord (*Société médicale des hôpitaux*, 9 juin
1916).

est d'une grande importance au point de vue thérapeutique, mais surtout comme élément de pronostic ; presque tous ceux chez lesquels le traitement agit mal sont de grands anémiques, alors qu'au contraire le maintien ou le retour des globules rouges et de l'hémoglobine à un chiffre normal est un excellent élément de pronostic. En outre du traitement spécifique par les arsenicaux, il faut donner du fer, de la viande crue, des sucs de viande, et surtout prescrire le séjour à la campagne ou à la montagne à une faible altitude.

D'autres fois, la persistance de troubles gastro-intestinaux est en rapport soit avec des altérations des glandes du tube digestif, soit avec l'insuffisance des glandes annexes comme le foie et le pancréas. En sachant regarder plus loin que le gros intestin, il faut trouver le trouble glandulaire qui est en cause, y remédier par un traitement approprié, soit par la diététique, soit par l'opothérapie, soit même par la bactériothérapie ; souvent, à la suite d'une intervention heureuse, non spécifique, l'on voit tout à coup le traitement antiamibien agir avec beaucoup plus d'efficacité.

Enfin, dans certains cas rebelles, on a proposé de pratiquer un anus cæcal pour isoler le gros intestin et agir plus efficacement par des lavages introduits par cette bouche artificielle. Certains chirurgiens ont même utilisé l'appendice et l'ont abouché à la paroi abdominale. Chez deux malades que j'ai suivis, cette intervention a été des plus utiles.

Après sa guérison, l'amibiase laisse souvent des séquelles gastro-intestina les presque indélébiles sur lesquelles Carles (1) a longuement insisté ; il ne faut pas s'en étonner lorsque l'on constate aux autopsies les transformations profondes et étendues que l'amibe fait subir aux colons : elles suffisent à rendre compte des troubles si fréquents et si persistants dans la sécrétion et l'absorption du gros intes

(1) CARLES, La dysenterie amibienne et les entérites chroniques de guerre. 1 vol., Vigot édit., Paris, 1918.

tin ; ses moyens de défense étant en partie supprimés, il devient un excellent terrain facilitant la prolongation de la maladie et la pullulation des infections secondaires. Devenant ainsi plus nuisible qu'utile, il est rationnel d'intervenir chirurgicalement plus souvent qu'on ne le fait.

B. — LES GUIDES DU TRAITEMENT

Il n'existe pas de guide fidèle et certain permettant de diriger le traitement d'un amibien.

Nous avons vu que les *signes cliniques* peuvent être souvent caractéristiques, surtout s'ils sont d'accord avec les antécédents et la présence de parasites dans les selles, mais ces constatations peuvent être négatives et, à elle seule, l'étude clinique est souvent insuffisante pour trancher même le diagnostic et, à plus forte raison, pour permettre de diriger avec sûreté le traitement. Il existe de nombreux entéritiques, surtout sous nos climats, qui, atteints d'amibiase, ne présentent aucun des symptômes caractéristiques de la dysenterie ; en revanche, l'on rencontre souvent des entéritiques, des diarrhéiques chroniques, présentant un syndrome pseudo-dysentérique comparable à celui des amibiens et pour lequel l'amibe ne joue aucun rôle. Enfin les séquelles, les infections secondaires persistantes peuvent prolonger et même maintenir le syndrome dysentérique alors que l'amibe a disparu. Pour toutes ces raisons, il semble bien difficile de donner aux signes cliniques seuls une valeur absolue dans la direction du traitement ; il faut savoir les interpréter en s'aidant d'autres renseignements et le plus important de tous est, à notre avis, l'épreuve thérapeutique. Il suffit souvent de quelques jours de traitement antiamibien pour constater la modification de, signes cliniques chez un malade suspect d'amibiase ou chez un amibien dont on veut tâter le degré d'infections

diminution des douleurs, disparition de la fièvre, amélioration de l'état général et des selles, euphorie, augmentation
du poids et de l'appétit, etc. Ce sont là souvent les meilleurs
signes cliniques permettant d'apprécier si le traitement
est efficace et doit être continué ; mais il ne faut pas se
décourager si l'amélioration ne se manifeste que lentement ;
il faut avoir la patience de prolonger le temps suffisant
cette épreuve thérapeutique.

L'*examen microscopique des selles* n'a de valeur pour le
diagnostic et la direction du traitement que s'il est positif.
Lorsque les amibes ou leurs kystes sont absents chez un
malade atteint d'amibiase ou chez lequel on veut essayer
d'en provoquer l'apparition, il suffit d'une purgation au
sulfate de soude, de quelques injections intraveineuses de
cyanure de mercure, ou de lavements iodés pour provoquer
une irritation de l'intestin et déterminer l'issue des parasites. Les procédés si pratiques d'enrichissement des selles
proposés par Carles (*loc. cit.*) ne peuvent qu'augmenter la
facilité de ces constatations. Cependant, malgré tous ces
efforts, les recherches, même répétées, peuvent être négatives sans que pour cela on soit en droit d'affirmer qu'il
ne s'agit pas d'amibiase ou que, chez un amibien, le traitement a été suffisant : les exemples ne manquent pas de
malades chez lesquels les signes intestinaux ou hépatiques
font penser à l'amibiase, chez lesquels les examens des
selles sont négatifs, alors que seul le traitement d'épreuve
détermine une telle amélioration qu'il autorise ce diagnostic.
En revanche, il en est d'autres qui présentent indéfiniment
des amibes ou des kystes dans leurs matières et chez lesquels, nous l'avons vu, il faut agir tout autrement que par
le traitement antiamibien.

On voit donc que ni les signes cliniques, ni l'examen des
selles ne peuvent servir de guide fidèle ni pour le diagnostic,
ni pour la direction du traitement de l'amibiase. Il est certes
préférable que, sous l'influence du traitement, tous deux
deviennent négatifs, mais ces constatations ne suffisent pas

pour faire cesser le traitement. Comme pour les affections précédentes, il est nécessaire de faire sanctionner par l'*épreuve du temps* les bons résultats du traitement ; aussi doit-il être continué longtemps après que tous ces signes ont disparu : c'est dans ce but que les cures d'entretien par la voie buccale peuvent rendre de grands services en évitant le retour d'une affection dont on ne peut affirmer la guérison définitive.

C. — L'ÉPREUVE THÉRAPEUTIQUE

A plusieurs reprises nous avons insisté sur l'importance de cette épreuve : elle permet souvent d'améliorer et de guérir des malades suspects d'amibiase et de porter ainsi un diagnostic rétrospectif. Nous savons par de multiples observations que, sous nos climats, l'amibiase se déforme considérablement et que pour y penser et la retrouver il faut faire table rase d'un certain nombre d'idées préconçues que l'on a considérées jusqu'alors comme de véritables principes. C'est ainsi qu'elle peut se contracter sous nos climats et qu'un amibien n'est pas forcément un colonial ; elle peut évoluer au niveau de l'intestin ou du foie sans que le malade se soit aperçu de sa contamination, sans avoir présenté d'accidents dysentériques : aussi avons-nous pu dire qu'escompter le symptôme dysentérique pour un diagnostic et ne pas le trouver, c'est la meilleure façon de méconnaître l'amibiase. Nous avons vu l'incertitude de son diagnostic, le polymorphisme de ses formes cliniques, la fréquence des métastases hépatiques larvées sans signes intestinaux, sans compter celles que nous ne connaissons pas encore, l'irrégularité des résultats fournis par l'examen des selles, etc., autant de faits qui, si l'on n'en tient pas compte, ne peuvent qu'égarer et éloigner le diagnostic de l'amibiase.

Si P. Manson a pu dire, à propos des abcès du foie, que « le grand succès d'un diagnostic heureux d'un abcès hépatique est de le soupçonner », nous pouvons ajouter qu'il en est de même pour l'amibiase et que l'épreuve thérapeutique transforme souvent ce soupçon en certitude. Pour lui donner toute son efficacité, nous avons vu qu'il était préférable de commencer par quelques injections alternées d'émétine et de novarsénobenzol (trois injections de novarsénobenzol à $0^{gr},15$ et $0^{gr},30$ à quatre jours d'intervalle et entre chacune d'elles trois injections d'émétine à 4, 6, 8 centigrammes), puis de continuer par le traitement par voie buccale ; en procédant ainsi, le malade bénéficie des deux modes de traitement et le médecin peut choisir et continuer dans la suite celui qui paraît le mieux convenir.

En terminant, nous ne saurions trop insister sur l'importance capitale de cette épreuve thérapeutique dans la pathologie du tube digestif ou du foie. Si, avant la guerre nous ne constations qu'exceptionnellement l'amibiase en France, nous devons maintenant la soupçonner derrière tout trouble intestinal ou hépatique dont la nature n'est pas d'emblée définie. Dans tous ces cas incertains, à défaut de preuves fournies par le laboratoire, le médecin qui exerce en France ne doit pas se laisser surprendre par l'amibiase, et penser à l'épreuve thérapeutique qui, utilisée à bon escient, lui permettra de confirmer son diagnostic et, souvent contre tout espoir, de guérir son malade.

CHAPITRE V

RENSEIGNEMENTS PRATIQUES

1° IPÉCA

Pilules de Segond :

        Poudre d'ipéca........................... 0gr,05
        Calomel 0gr,02
        Extrait d'opium......................... 0gr,01
        Miel **blanc**.............................. Q. S.
    Pour une pilule ; 4 à 6 par jour.

Ipéca à la brésilienne. — Sur 4 à 8 grammes de poudre de racines d'ipéca, on verse 250 grammes d'eau bouillante, on laisse reposer douze heures et on décante ; on fait, de la même manière, une seconde, puis une troisième infusion suivie de macération. Chacune d'elles est prise en un jour, par cuillerées, d'heure en heure.

Décoction d'ipéca :

        Ipéca concassé.................... 2 grammes
        Eau.............................. 150   —
    Faire bouillir un quart d'heure ; passer et ajouter :
        Sirop d'opium.................... 30 grammes.
    A prendre par cuillerées à soupe, d'heure en heure.

Pâte de charbon-ipéca-bismuth :

        Poudre de charbon végétal.......)
          —   sous-nitrate de bismuth.. (
        Sirop simple.................... } ãã 100 grammes.
        Glycérine ....)
        Poudre d'ipéca..................... 4   —
    De 3 à 10 cuillerées à café par vingt-quatre heures.

2° ÉMÉTINE

Chlorhydrate d'émétine en ampoules de 2 à 4 centigrammes.

Doses : de 0^{gr},04 à 0^{gr},12 par vingt-quatre heures.

Ne pas dépasser la dose totale de 1 gramme, en une série ou en un mois, pour éviter l'accumulation.

Ne pas injecter les ampoules dont le contenu est devenu jaune.

Lorsque les injections sous-cutanées sont douloureuses, l'émétine peut être injectée directement dans les veines sans danger.

3° ARSENIC

1° Voie intraveineuse sous forme de novarsénobenzol (Voir *Syphilis*).

2° Voie buccale : Comprimés de novarsénobenzol ; dose : 0^{gr},10; 1 à 2 par jour. Ils ont été commercialisés par la maison Poulenc sous le nom de Narsénol.

3° Voie rectale :

0^{gr},15 à 0^{gr},30 pour un lavement.

Faire dissoudre dans 50 grammes d'eau, puis introduire le soir au moyen d'une poire en caoutchouc. A conserver toute la nuit ; on pourra ajouter chez les malades sensibles quelques gouttes de laudanum ou de teinture d'opium.

4° IODURE DOUBLE D'ÉMÉTINE ET DE BISMUTH

En comprimés enrobés dans du gluten ou toute autre substance ne se dissolvant pas dans l'estomac.

Dose : 0^{gr},05 pour un comprimé ; de 1 à 4 par jour.

DU MÊME AUTEUR

SYPHILIS

1901. Cytologie du liquide céphalo-rachidien au cours de quelque
processus méningés chroniques (en collaboration avec
MM. Widal et Sicard). *Société médicale des hôpitaux*, 18 janvier 1901.

1902. Paralysie faciale à la période secondaire de la syphilis ; lymphocytose très abondante du liquide céhpalo-rachidien (en
collaboration avec M. Thibierge). *Société médicale des hôpitaux de Paris*, 21 novembre 1902.

— Syphilis datant de dix-huit mois. Syphilide pigmentaire rappelant le vitiligo. Céphalalgie à type neurasthénique. Lymphocytose du liquide céphalo-rachidien (en collaboration avec
M. Thibierge). *Société médicale des hôpitaux*, 26 déc. 1902.

1903. Étude cytologique du liquide céphalo-rachidien chez les syphilitiques. *Annales de dermatologie et de syphiligraphie*, nᵒ 1,
janvier 1903.

— A propos du cyto-diagnostic du tabes (en collaboration avec
MM. Widal et Sicard). *Société de neurologie*, 5 mars 1903.

— Les albumines du liquide céphalo-rachidien au cours de certains processus méningés chroniques (en collaboration avec
MM. Widal et Sicard). *Société de neurologie*, 2 avril 1903.

— Le liquide céphalo-rachidien des syphilitiques en période
secondaire (84 cas). *Annales de dermatologie et de syphiligraphie*, nᵒ 7, juillet 1903.

— Le liquide céphalo-rachidien des syphilitiques en période
secondaire (118 cas). *Société médicale des hôpitaux*, 9 oct. 1903.

1904. Le liquide céphalo-rachidien des syphilitiques en période ter-
tiaire. *Annales de dermatologie et de syphiligraphie*, nᵒ 12,
décembre 1904.

1905. La réaction palpébrale des singes macaques à l'inoculation de
produits syphilitiques (en collaboration avec M. Thibierge).
Société médicale des hôpitaux, 2 juin 1905.

— Inoculation de produits syphilitiques au bord libre de la pau-
pière chez les singes macaques (en collaboration avec M. Thibierge). *Annales de dermatologie et de syphiligraphie*, juillet 1905.

1906. Contribution à l'étude clinique et bactériologique des lésions encéphalo-méningées chez les nouveau-nés syphilitiques (en collaboration avec M. Ponselle). *Société médicale des hôpitaux*, 12 janvier 1906.

1906. Spirochète de Schaudinn et syphilis expérimentale (en collaboration avec MM. Thibierge et Burnet). *Société de biologie*, 10 février 1906.

— Le *Spirochæta pallida* de Schaudinn et le diagnostic de la syphilis. Étude de bactériologie clinique et recherches expérimentales (en collaboration avec MM. Thibierge et Louis Le Sourd). *Société médicale des hôpitaux*, 6 avril 1906.

— Recherches sur la présence du *Spirochæta pallida* dans le sang des syphilitiques (en collaboration avec M. Ponselle). *Gazette des hôpitaux*, 31 juillet 1906.

1907. Étude des réactions méningées dans un cas de syphilis héréditaire (en collaboration avec M. Darré). *Gazette des hôpitaux*, 12 février 1907.

— Le liquide céphalo-rachidien des hérédo-syphilitiques. *Annales de dermatologie et de syphiligraphie*, nº 2, février 1907.

— Recherches sur la présence du *Spirochæta pallida* dans le système nerveux de l'homme au cours de la syphilis acquise et héréditaire (en collaboration avec M. Ponselle). *Société médicale des hôpitaux*, 13 décembre 1907.

1908. Localisation nerveuse de la syphilis et propriétés du liquide céphalo-rachidien (en collaboration avec MM. Levaditi et Yamanouchi). *Société de biologie*, 9 mai 1908.

— Imprégnation du *Spirochæta pallida* dans les frottis sur lames au moyen de la largine (albuminate d'argent) (en collaboration avec M. Ponselle). *Société de biologie*, 14 novembre 1908.

1909. Le liquide céphalo-rachidien au cours de la syphilis acquise et héréditaire. *Revue mensuelle de médecine interne et de thérapeutique*, 15 juin 1909.

1910. La rachicentèse. Un volume de la collection Critzmann (en collaboration avec MM. Gastinel et Velter), mai 1910.

— Phlébites syphilitiques secondaires multiples des membres. Démonstration de la présence du spirochète dans la paroi veineuse par l'examen microscopique et par l'inoculation expérimentale au singe (en collaboration avec M. Thibierge). *Société médicale des hôpitaux*, 8 avril 1910.

— Les difficultés du diagnostic bactériologique de certaines lésions spirillaires. A propos d'un cas de lésion chancriforme de la langue (en collaboration avec M. Verdun). *Gazette des hôpitaux*, 26 mai 1910.

— Hémiplégie de la période secondaire de la syphilis terminée par la mort malgré un essai de traitement par le salvarsan (en collaboration avec M. Guillain). *Société médicale des hôpitaux*, 4 novembre 1910.

— L'arsénorésistance au cours du traitement par l'hectine et le 606 (en collaboration avec M. Weissenbach). *Société médicale des hôpitaux*, 16 décembre 1910.

1910. Technique des injections intramusculaires et intraveineuses de 606. *Presse médicale,* 28 décembre 1910.

1911. Phénomènes d'intolérance rappelant le choc anaphylactique chez un malade ayant reçu quatre injections de 606 (en collaboration avec M. Weissenbach). *Gazette des hôpitaux,* n° 18, 14 février 1911.

— A propos de trois cas de mort ayant été attribués au 606. *Société de dermatologie,* 1er juin 1911.

— Étude biopsique de la méningo-vascularite. *Presse médicale,* 27 septembre 1911.

— Les indications cliniques et thérapeutiques fournies par la ponction lombaire au cours de la syphilis acquise et héréditaire. *Le monde médical,* 5 octobre 1911.

— Les indications et les contre-indications du 606 (en collaboration avec M. Cain). *Journal médical français,* 15 oct. 1911.

— 606 et mercure. *Tribune médicale,* n° 10, octobre 1911.

— Sur un type spécial d'accidents nerveux et cutanés survenant brusquement de trois à cinq jours après la seconde injection de 606. Leur rapport avec l'anaphylaxie. *Société médicale des hôpitaux,* 17 novembre 1911.

1912. Syphilide ulcéreuse chancriforme du gland et du prépuce pouvant être prise pour une réinfection chez un syphilitique traité antérieurement par le 606. *Société médicale des hôpitaux,* 1er mars 1912.

— Les réactions nerveuses tardives observées chez certains syphilitiques traités par le 606 et la méningo-vascularite syphilitique. *Presse médicale,* 2 mars 1912.

— Récidive *in situ* d'un chancre syphilitique sous forme de syphilide chancriforme vingt jours après la fin d'un traitement par le salvarsan et le mercure. Confusion possible avec une réinfection. *Annales de dermatologie et de syphiligraphie,* n° 12, décembre 1912.

1913. Nouveau procédé d'injection intraveineuse du néosalvarsan. *Société de dermatologie,* 6 février 1913 ; *Presse médicale,* 1er mars 1913.

— Accident nerveux à type de névralgie intercostale chez un syphilitique traité par le salvarsan. Son origine méningée démontrée par la ponction lombaire. *Annales de dermatologie et de syphiligraphie,* n° 3, mars 1913.

— La pratique des injections intraveineuses concentrées de néosalvarsan. *Presse médicale,* 2 avril 1913.

— Étude sur les injections intraveineuses concentrées de néosalvarsan. Technique et réactions (en collaboration avec M. Scheikevitch). *Annales de dermatologie et de syphiligraphie,* n° 4, avril 1913.

— Deux cas de syphilis nerveuse traitée par les injections intrarachidiennes de mercure et néosalvarsan. *Gazette des hôpitaux,* 10 juin 1913.

— Récidives et réinfections après traitement de la syphilis récente par le salvarsan. *Presse médicale*, n° 75, 13 septembre 1913.

1913. La suppression du rôle nocif de l'eau par l'emploi de solutions concentrées. *Presse médicale*, 25 octobre 1913.

1914. Comment dépister la syphilis nerveuse. Essai de traitement par les injections intrarachidiennes de néosalvarsan. *Annales de médecine*, n° 1, janvier 1914.

— Les erreurs d'interprétation de la réaction de Wassermann. *Annales de dermatologie et de syphiligraphie*, n° 5, mai 1914.

1915. Nouvelle simplification de la technique des injections concentrées de néosalvarsan. *Presse médicale*, 11 octobre 1915.

1918. Syphilis, paludisme, amibiase. Traitement initial et cures de blanchiment. 1 vol. collection horizon. Masson, édit., Paris.

1919. Que peut-on demander à la réaction de Wassermann? *Journal médical français*, janvier 1919.

— Quand doit-on analyser le liquide céphalo-rachidien d'un syphilitique ? *Presse médicale*, n° 37, 8 octobre 1919.

1920. Nouveau procédé de dosage rapide de l'albumine dans le liquide céphalo-rachidien (en collaboration avec M. Boyer). *Presse médicale*, n° 8, 28 janvier 1920.

— La période préclinique de la syphilis nerveuse. Séance annuelle de la *Société de neurologie*, 9-10 juillet 1920.

— Les injections intrarachidiennes de novarsénobenzol dans le traitement de la syphilis nerveuse (en collaboration avec MM. Arbeit et Rabeau). *Paris médical*, 13 novembre 1920.

1921. Ictère survenu deux mois après un traitement arsenico-mercuriel chez un syphilitique secondaire. Reprise du traitement arsenico-mercuriel. Ictère grave. Mort. *Société de dermatologie*, 27 janvier 1921.

— Un cas de syphilis secondaire traitée par les injections intra-veineuses d'urotropine (en collaboration avec M. Rabeau). *Annales de dermatologie et de syphiligraphie*, n° 7, juillet 1921,

PALUDISME

1917. Essai sur le traitement mixte du paludisme par les cures arsenico-quiniques (en collaboration avec M. de Kerdrel). *Société médicale des hôpitaux*, 22 mars 1917.

— Le paludisme d'Orient vu à Marseille (en collaboration avec MM. Réniac, de Kerdrel et Krolunitsky). *Presse médicale*, n° 46, 16 août 1917.

1918. La suppression des troubles gastriques déterminés par la quinine. *Presse médicale*, n° 16, 18 mars 1918.

— Comment peut se développer en France un foyer de paludisme autochtone. *Paris médical*, n° 12, 23 mars 1918.

— La cure de blanchiment du paludisme secondaire. *Le Monde médical*, mars 1918.

— Syphilis, paludisme, amibiase. 1 vol. collection horizon. Masson, édit., 1918.

1919. Les dangers de l'extension du paludisme en France. Rapport présenté en 1918 à la Commission du paludisme. *Le Monde médical*, janvier 1919.

AMIBIASE

1915. Épidémie de dysenterie amibienne avec présence dans quelques cas du bacille dysentérique. Rôle tout à fait secondaire de ce bacille. Traitement de la dysenterie amibienne par l'arsénobenzol (en collaboration avec M. Krolunitsky). *Société médicale des hôpitaux*, 15 octobre 1915.

1916. Pourquoi avons-nous failli méconnaître la dysenterie amibienne (en collaboration avec M. Krolunitsky). *Presse médicale*, 17 avril 1916.

— Sur quelques formes cliniques de dysenterie amibienne autochtone observées au cours de la petite épidémie de la région du Nord (en collaboration avec M. Krolunitsky). *Société médicale des hôpitaux*, 9 juin 1916.

— Les kystes amibiens. Importance de leur recherche pour le diagnostic et la pathogénie de la dysenterie amibienne (en collaboration avec M. Krolunitsky). *Presse médicale*, p. 237, 3 juillet 1916.

— L'emploi du novarsénobenzol dans le traitement de la dysenterie amibienne (en collaboration avec M. Krolunitsky). *Société de pathologie exotique*, 12 juillet 1916.

— A propos du séro-diagnostic de la dysenterie bacillaire. *Société médicale des hôpitaux*, 24 novembre 1916.

— Les états dysentériformes et les dysenteries au cours de la guerre (en collaboration avec M. Krolunitsky). *Revue générale de pathologie de guerre*, Vigot, édit., 2 novembre 1916.

1917. Le traitement mixte de la dysenterie amibienne par les cures émétino-arsenicales (en collaboration avec M. Krolunitsky). *Paris médical*, n° 1, 6 janvier 1917.

— L'amibiase chronique en France à la fin de l'année 1916. *Presse médicale*, 8 février 1917.

— Notions de technique pratique sur la recherche microscopique des amibes et de leurs kystes (en collaboration avec M. Krolunitsky). *Presse médicale*, n° 36, 28 juin 1917.

1918. Abcès amibien du foie faisant saillie au creux épigastrique, rétrocession rapide de la tumeur et des signes de suppuration sous l'influence du traitement médical (en collaboration avec M. Faraud). *Société médico-chirurgicale*, XVe région, févr. 1918.

— L'amibiase en France depuis la guerre. Réunion de la Croix-Rouge américaine, 19 avril 1918.

— Syphilis, paludisme, amibiase. Traitement et cures de blanchiment. 1 vol., collection horizon. Masson, édit., 1918.

1919. Sur quelques faits en apparence paradoxaux susceptibles d'égarer le diagnostic d'hépatite amibienne (en collaboration avec M. Charpin). *Presse médicale*, 10 février 1919.

1919. Sur quelques cas d'amibiase méconnue (en collaboration **avec** M. Charpin). *Gazette des hôpitaux*, 19 juin 1919.

— Recherches sur le traitement mixte de l'amibiase intestinale chronique par la voie buccale. Les pâtes de charbon, bismuth, ipéca, et les comprimés de novarsénobenzol (en collaboration avec M. Charpin). *Paris médical*, 16 août 1919.

— L'amibiase en France pendant la guerre (en collaboration avec M. Charpin). *Journal médical français*, n° 8, août 1919.

1921. L'ulcus colique d'origine amibienne. *Revue médicale française*, mai 1921.

TABLE DES MATIÈRES

PALUDISME

FASCICULE IV. *Maladies infectieuses et parasitaires.*
1 vol. de 709 *pages avec* 134 *figures dans le texte et 5 planches
en couleurs, relié*. . . . . **40 fr. net**

FASCICULE VI. *Intoxications.* 1 *vol. de* 506 *pages avec*
23 *fig. dans le texte et 4 planches en couleurs, relié.* **35 fr. net**

FASCICULE VII. *Avitaminoses. Maladies par agents
physiques. Troubles de la nutrition.* 1 *vol. de* 552 *pages
avec figures.* . . . . **35 fr. net**

<u>**Pour paraître incessamment :**</u>

FASCICULE II. *Maladies infectieuses (suite).* 1 *vol. de*
765 *pages avec* 89 *figures dans le texte et 8 planches en couleurs.*
(*Sous presse.*)

FASCICULE V. *Maladies infectieuses et parasitaires (fin).* — **Cancer** . . . . (*Sous presse.*)

Tout le labeur de cette magnifique période médicale que fut
la fin du XIXe siècle avait été condensé dans le monumental
Traité de Médecine de Charcot-Bouchard-Brissaud, dont l'apparition marqua de son empreinte toutes les générations médicales
de cette époque et rayonna bien au delà de nos frontières.

Si la médecine française de la fin du XIXe siècle fut grande,
non moins brillante est la période actuelle, et une génération
qui, dans la série des grands progrès médicaux actuels, occupe
une place de premier rang, ne pouvait que donner au monde
une œuvre forte et s'acquitter brillamment d'un lourd héritage.

En présence de l'orientation actuelle de la médecine les
méthodes de laboratoire ont rencontré un développement considérable et sont devenues la base de la médecine clinique.

On a voulu, dans ce Traité, apprendre au Médecin dans quel
cas il doit recourir aux nouvelles méthodes d'exploration, et
comment il doit interpréter les résultats qui lui sont commu-
niqués. On a voulu surtout, en expliquant le mécanisme des
troubles, en fournissant des explications indispensables au
diagnostic, donner les indications du traitement : Le *Nouveau
Traité de Médecine* fait une très large part à la *Thérapeutique,*
à l'*Hygiène,* à la *Prophylaxie.*

PLAN DU FASCICULE I

G.-H. ROGER. *Notions générales sur les Infections.*
A. SACQUÉPÉE. *Les Septicémies.*
G.-H. ROGER. *Les Streptococcies.*
P. MENETRIER et H. STÉVENIN. *Pneumococcie.*
P. MENETRIER et H. STÉVENIN. *Pneumonie.*
M. MACAIGNE. *Staphylococcie. Entérococcie. Psittacose. Infections à Tétragènes; à Cocco-bacilles, à Diplobacilles, à Protéus.*
A. VEILLON. *Infections putrides et gangreneuses.*
Ch. DOPTER. *Méningococcie.*
M. HUDELO. *Gonococcie.*

FASCICULE III

F. WIDAL, A. LEMIERRE et P. ABRAMI. *Fièvres typhoïde et paratyphoïdes.*
F. WIDAL et A. LEMIERRE. *Colibacillose.*
CH. DOPTER. *Dysenteries.*
M.-A. RUFFER et MILTON CRENDIROPOULO. *Choléra.*
SACQUÉPÉE. *Botulisme. Fièvre de Malte.*
R.-P. STRONG. *Fièvres des tranchées.*
P. MENETRIER et H. STÉVENIN. *Grippe.*
E. SACQUÉPÉE et GARCIN. *Peste.*
AZEVEDO SODRÉ. *Fièvre jaune.*

FASCICULE IV

Ch. DOPTER. *Maladie de Heine-Medin.*
MAY. *Encéphalite léthargique.*
FERRÉ. *Rage.*
H. ROGER. *Tuberculose en général.*
P. COURMONT. *Septicémies tuberculeuses.*
H. ROGER. *Pseudo-Tuberculoses bacillaires.*
P. COURMONT et A. DUFOURT. *Morve.*
PERRIN. *Lèpre.*
GUIART. *Verruga.*

LAEDERICH. *Actinomycose. Aspergillose.*
LANGERON. *Oosporoses. Mycétomes. Sporothrichoses. Blasto-*
mycoses.
BRUMPT. *Spirochétoses en général.*
NICOLAS. *Syphilis.*

FASCICULE VI

H. ROGER. *Intoxications en général.*
PINARD. *Saturnisme. Intoxications par le cuivre, l'étain, le*
zinc.
BALTHAZARD. *Phosphorisme. Arsenicisme. Hydrargyrisme.*
Intoxications par l'oxyde de carbone, le gaz d'éclairage, l'hydro-
gène sulfuré, le sulfate de carbone, les hydrocarbures.
CLERC et L. RAMOND. *Intoxications par les gaz de guerre.*
TRIBOULET et MIGNOT. *Alcoolisme.*
RÉNON. *Caféisme et théisme.*
DUPRÉ et J.-B. LOGRE. *Intoxications par l'opium et ses dérivés,*
la cocaïne, le chanvre indien, l'éther.
RÉNON. *Tabagisme.*
THIBAUT. *Intoxications diverses.*
SACQUÉPÉE. *Intoxications alimentaires.*
LANGERON. *Intoxications par les champignons.*
RÉNON. *Intoxications par le Kawa.*
GARNIER. *Intoxications par l'acide picrique.*

FASCICULE VII

G.-H. ROGER. *Vitamines et Avitaminoses.*
E.-P. BENOIT. *Scorbut.*
G. ARAOZ ALFARO. *Scorbut infantile.*
ALDO PERRONCITO. *La Pellagre.*
E. SACQUÉPÉE. *Béribéri.*
A. CALMETTE. *L'Intoxication par les venins; la sérothérapie.*
PH. PAGNIEZ. *Maladies déterminées par l'Anaphylaxie.*
PAUL COURMONT. *Maladie Sérique.*
J.-P. LANGLOIS et LÉON BINET. *Maladies par agents physiques.*
PAUL LE GENDRE. *Troubles et maladies de la nutrition.*

M. DIDE et P. GUIRAUD
Médecins de l'Assistance d'aliénés de Braqueville.

Psychiatrie
du
Médecin praticien

DE LA « COLLECTION DU MÉDECIN PRATICIEN »

1 *volume de 416 pages in-8°, avec 8 planches hors texte. .* **20 fr. net**

CETTE psychiatrie sera lue par les psychiàtres en raison de la personnalité des auteurs. Elle ne leur est cependant pas destinée : c'est, comme les premiers volumes de la même collection, un livre qui s'adresse au médecin praticien *non-spécialiste*.

Mais en matière de médecine mentale, le fait d'écrire pour des non-initiés se présentait autrement que pour les autres branches spécialisées de la médecine ; la part de la description clinique devait être plus grande et en même temps il fallait un effort important pour objectiver *l'exposé* des doctrines. Nous croyons cependant que l'ambition des auteurs a été réalisée : prendre *d'après nature* des croquis cliniques assez bien choisis pour servir de type ; établir entre eux de larges catégories aussi homogènes que possible, permettant au praticien de procéder du complexe au simple, déterminer pour chacune de ces formes les bases organiques ou mentales d'où le trouble est issu et sur lesquelles il faudra agir ; enfin, et surtout, dire au médecin ce que *pratiquement* il devra faire dans chaque cas précis.

F. LEJARS

Traité de

Chirurgie d'Urgence

HUITIÈME ÉDITION

1 vol. de 1120 pages, grand in-8°, avec 1100 figures dans le texte, en noir et en couleurs, et 20 planches hors texte en deux tons

Broché, sous couverture forte. . . . . **75 fr. net**

Édition de luxe sur beau papier couché, relié toile pleine, fers spéciaux, en deux volumes. . . . . . . **90 fr. net**

C'EST la *huitième édition* du *Traité de Chirurgie d'Urgence* qui reparaît en librairie. A ces éditions il convient d'en ajouter six en langues étrangères souvent rééditées d'ailleurs. En raison des enseignements de toute nature que les dernières années ont apportés, un tel livre ne pouvait être publié de nouveau que profondément remanié pour être digne de la carrière exceptionnelle qu'il a déjà parcourue.

Tous les chapitres de cette huitième édition ont été revus, élagués, précisés, d'après l'expérience acquise et les données nouvelles. L'auteur applique à la chirurgie du temps de paix les enseignements de la guerre, en particulier, pour le *traitement des plaies viscérales, — des plaies des parties molles, — des grands écrasements, — pour le traitement des hémorragies, — la technique des ligatures,* — pour le *traitement des fractures,* — les indications et le mode d'emploi de tant d'appareils récents, qui devraient rester dans la pratique courante.

Georges GÉRARD

Agrégé des Facultés de Médecine.
Professeur d'Anatomie à l'Université de Lille.

Manuel
d'Anatomie Humaine

DEUXIÈME ÉDITION

1 *vol. in-8 de* 1275 *pages, avec* 1025 *figures en noir et en
couleurs et* 4 *planches en couleurs* . . . . . . **75 fr. net**

CE manuel destiné principalement aux étudiants en médecine
est publié, comme dans la première édition, *en un seul
volume* et résume toute l'Anatomie du corps humain suffisante
et nécessaire. Dans ce but, à côté de la description du cadavre,
l'Auteur s'est attaché dans tous les points où ils pouvaient
éclaircir l'anatomie du vivant à recourir aux documents de la
clinique tant spéciale que générale, en risquant quelques aperçus
pratiques en relation avec elle.

La précision du texte, sa concision, en même temps que sa
clarté permettent aux étudiants de revoir rapidement une question
et de trouver sans perte de temps un détail, un rapport anatomique.

Dans cette Deuxième Édition l'Auteur a conservé intégralement
le plan général de la première, plan qui avait été pour une grande
partie dans le succès de l'ouvrage, mais différentes parties ont
été retouchées dans leurs plus minutieux détails au double
point de vue du texte et de l'illustration.

MASSON ET C⁰ˢ, EDITEURS

L. LANDOUZY   Léon BERNARD

Éléments d'Anatomie
et de Physiologie Médicales

DEUXIÈME ÉDITION PUBLIÉE SOUS LA DIRECTION DE

Léon BERNARD
Professeur à la Faculté de Médecine de l'Université de Paris.

PAR MM.

**LÉON BERNARD, GOUGEROT,
HALBRON, S. I. DE JONG, LAEDERICH, LORTAT-JACOB,
SALOMON, SÉZARY, VITRY**

1 vol. de 867 pages avec 337 fig. et 4 pl. en couleurs.   **50 fr. net**

Jusqu'a l'apparition des *Éléments d'Anatomie* et de *Physio-logie médicales* en 1913, l'*Anatomie médicale* n'avait jamais été traitée dans un ouvrage spécial. Ce livre répondait à un tel besoin qu'en pleine guerre, dès 1915, il était épuisé.

Ces éléments d'Anatomie et de Physiologie médicales rassemblent pour l'étudiant des données éparses dans les ouvrages traitant de diverses branches des sciences médicales. Ils réunissent suivant une méthode clinique dans un enseignement particulier toutes les notions fondamentales d'Anatomie et de Physiologie susceptibles, par leur application immédiate à la pathologie, d'éclairer le médecin sur le mécanisme des troubles fonctionnels comme sur les symptômes qui les révèlent.

Bien que depuis quelques années on n'ait eu à enregistrer d'importantes notions nouvelles d'anatomie et de physiologie, cette nouvelle édition entièrement revue a subi plusieurs modifications.

Dᵣ A. MARTINET

Thérapeutique

Clinique

Avec la collaboration de

MM G. LAURENS, DESFOSSES, Léon MEUNIER, LOMON,
LUTIER, MARTINGAY, MOUGEOT et SAINT-CÈNE.

*2 vol. in-8° formant ensemble 1340 pages avec 312 figures dans
le texte et de nombreux tableaux* . . . . **70** fr. **net**

CE volume est le complément logique et nécessaire du « *Diagnostic clinique* » du Dʳ Martinet. Il a été conçu dans le
même esprit « pragmatique », réalisé typographiquement, dans
des conditions identiques. Les deux volumes ne constituent, à
proprement parler, qu'une même œuvre : un manuel de pratique
médicale d'un plan essentiellement nouveau, adéquat aux exi-
gences cliniques. — La méthode générale d'exposition est la
même dans les deux ouvrages, et constitue une synthèse entre
les nécessités de l'exposé scientifique et l'aspect concret que
présentent les cas particuliers de la pratique.

La première partie de l'ouvrage : *Agents thérapeutiques*, apprend à connaître les armes chimiques, alimentaires, physiques,
psychiques, dont le thérapeute dispose dans sa lutte contre la
maladie.

La thérapeutique actuelle exige la mise en œuvre de *Techniques thérapeutiques* chaque jour plus nombreuses, qui font
l'objet de la *deuxième partie.*

La troisième partie : Thérapeutique des symptômes, s'apparente
plus étroitement encore au *Diagnostic clinique.* Les symptômes
morbides classés par ordre alphabétique, et présentés comme
dans un véritable *Dictionnaire de thérapeutique*, sont successivement étudiés, et pour chacun d'eux tous les traitements sont
exposés dans les détails les plus minutieux.

La quatrième partie enfin est consacrée à la *Thérapeutique des
maladies.* Le Dʳ Martinet y donne un exposé clair, succinct et
substantiel de l'état actuel de la thérapeutique propre à chaque
maladie en particulier.

ARMAND-DELILLE et NÈGRE

Techniques du Diagnostic par la Méthode de Déviation du Complément

Avec utilisation spéciale de la méthode de Calmette et Massol

2ᵉ Édition refondue.

1 *volume in-8 de 200 pages* . . . . **9 fr. net**

CE manuel est destiné non seulement à indiquer les dispositions générales de l'expérience et les doses à employer pour obtenir les réactions que nécessite la méthode de déviation du complément, mais à donner en même temps le détail des procédés de récolte et de conservation des différents éléments de la réaction ; aussi bien qu'une série de recettes de manipulations qui permettent d'éviter nombre de causes d'erreur.

M. BRULÉ

Ancien Interne des Hôpitaux.
Chef de Laboratoire à la Faculté de Médecine.

Recherches
sur les Ictères

1 *vol. in-8 de 280 pages. 3ᵉ édition* . . . . **9 fr. net**

LE Dʳ Brulé a cherché à justifier l'intérêt qu'on a porté à cet ouvrage en tenant successivement les nouvelles éditions au courant des principales recherches qui ont été effectuées récemment sur les ictères, tant en France qu'à l'étranger. Aussi bien ces faits nouveaux sont-ils signalés dans cette troisième édition, qui contient 100 pages de plus que la première.

R. LUTEMBACHER

Les nouvelles Méthodes
d'Examen du Cœur

en Clinique

1 *vol. de* 186 *pages, avec* 138 *figures originales.* . **20** fr. **net**

LES méthodes graphiques et la radioscopie sont le complément indispensable de l'examen clinique dans l'étude des cardiopathies. Ce sont des méthodes *d'exploration fonctionnelle*.

Dans la première partie du livre sont réunis 75 tracés originaux, chacun d'eux est progressivement déchiffré avec le lecteur, qui apprend ainsi à *identifier* chaque type d'arythmie. Ensuite sont décrites les *épreuves* nécessaires pour préciser leur nature.

La deuxième partie est réservée à l'interprétation des schémas radioscopiques. En regard de chacun d'eux se trouve la photographie des pièces anatomiques auxquelles elles correspondent.

Prof. *VIGGO CHRISTIANSEN*

Médecin de l'Hôpital Royal de Danemark.
Correspondant de la Société de Neurologie.

Les Tumeurs du Cerveau

Préface du professeur Pierre MARIE

1 *vol. de* 353 *pages avec* 100 *figures.* . . . . . . **25** fr. **net**

NOUS ne possédions jusqu'à ce jour en France aucun livre récent sur les Tumeurs cérébrales qui puisse donner de cette question de pathologie nerveuse une idée nette et exacte. On trouvera dans cet ouvrage la question du diagnostic précoce et celle de la justification d'une intervention chirurgicale.

═══ *MASSON ET C⁰⁰, ÉDITEURS* ═══

Eugène TERRIEN

Ancien chef de clinique infantile
de la Faculté à l'hôpital des Enfants-Malades.

Précis d'alimentation des nourrissons

QUATRIÈME ÉDITION REVUE ET AUGMENTÉE

1 *vol. in-8 de* 309 *pages*. . . . . **12 fr. net**

Précis d'alimentation des jeunes enfants

du sevrage à 10 ans

1 *vol. in-8 de* 465 *pages*. . . . . **14 fr. net**

C'EST *une prophylaxie générale infantile* en même temps qu'un guide de l'alimentation normale et pathologique que forment les deux volumes publiés simultanément par le Docteur Terrien.

Ces livres ont été écrits pour permettre *au Médecin* de guider les mères dans leur délicate tâche quotidienne et, au besoin, pourront, avec les indications nécessaires, être mis entre leurs mains. Les volumes comprennent deux parties : la première consacrée à l'alimentation de l'enfant bien portant, et contenant, en quelques formules faciles à retenir, les règles d'un bon régime ; la deuxième concernant l'alimentation de l'enfant malade, et dans laquelle on trouvera surtout l'exposé des régimes qu'il convient d'instituer dans chaque cas particulier.

P. NOBÉCOURT
Professeur agrégé à la Faculté de Médecine de Paris.
Médecin des Hôpitaux.

Conférences pratiques
sur l'alimentation
des Nourrissons

1 volume de 318 pages. — 3ᵉ *édition remaniée*. . . **18 fr. net**

Dans cet ouvrage, le Dʳ Nobécourt a résumé quelques-unes de ses conférences à la Clinique des Enfants Malades. On y trouvera exposé d'une façon simple et précise toutes les notions qu'un médecin doit posséder s'il veut diriger judicieusement l'élevage de ses nourrissons.

Les précédentes éditions de ce livre n'ont pas seulement eu la faveur des étudiants français, mais aussi celle des étrangers qui en ont fait plusieurs traductions.

Mˡˡᵉ CHAPTAL
Directrice de la Maison-école des infirmières privées.

Le Livre
de l'Infirmière

Traduction de l'ouvrage anglais de Miss OXFORD
2ᵉ *édition corrigée et très augmentée.*

1 *volume de* 348 *pages*. . . . . **10 fr. net**

Conçu pour l'usage des Écoles d'Infirmières, assez clair pour être mis aux mains des débutantes, ce livre contient l'essentiel de ce que doit savoir et retenir une praticienne du soin des malades au long de sa vie professionnelle (*maladies sociales, hygiène sociale, études des lois d'assistance récentes*).

A. BRACHET
Professeur à l'Université de Bruxelles
Correspondant de l'Institut.

Traité d'Embryologie

des Vertébrés

1 *vol. de 602 pages avec 567 figures.* . . . . **60 fr. net**

En France, et en français, l'Embryologie n'a pas été mise à la portée du public depuis une date déjà éloignée. Des grands traités d'Anatomie ou de Physiologie renferment bien soit une introduction embryologique générale, soit des introductions embryologiques pour des chapitres importants, mais l'Embryologie n'y est envisagée que comme un moyen, comme une base indispensable aux développements histologiques ou anatomiques, elle n'y est donc exposée que de façon sommaire et souvent unilatérale.

Il a semblé au Professeur Brachet que l'Ontogénèse des vertébrés étant à l'heure actuelle une science avancée où nombre de faits et d'idées peuvent être considérés comme définitivement acquis, la publication de cet important traité comblerait une lacune et serait utile à ceux qu'intéressent les questions de Morphogenèse.

La partie générale est consacrée aux premières phases de l'évolution ontogénétique des vertébrés et à l'établissement des grandes lois fondamentales dont elles sont la conséquence.

Dans la partie spéciale, les chapitres qui ont un intérêt proprement embryologique sont exposés avec ampleur.

De très nombreuses figures illustrent ce livre. A la fin de chaque chapitre l'auteur a placé un index bibliographique des ouvrages les plus spécialement utilisés et les plus récents. Le lecteur y trouvera un exposé historique des questions traitées.

H. F. OSBORN

L'origine et l'évolution

de la vie

Édition française avec préface et notes

par Félix SARTIAUX

1 *volume de* 304 *pages avec* 126 *figures*. . . . . . **25 fr. net**

L'AUTEUR, H.-F. Osborn, a tourné d'une façon convergente les sciences les plus diverses sur le problème des origines et l'a éclairé ainsi d'une lumière nouvelle.

Il possède à la fois les connaissances particulières et ce goût des idées générales nécessaire à un tel travail : géologue, paléontologiste et biologiste, c'est l'un des maîtres les plus éminents et les plus populaires des États-Unis d'Amérique.

Maurice ARTHUS
Professeur de Physiologie à l'Université de Lausanne.

Précis de

Physiologie Microbienne

1 *volume de* 408 *pages DE LA COLLECTION DE PRÉCIS MÉDICAUX. Broché*.. . **17** fr.   *Cartonné*. . . **19** fr.

LES ouvrages de Physiologie du professeur Arthus ont toujours obtenu un succès complet dans le monde des Étudiants et ont nécessité de nombreuses rééditions. Ce précis de Physiologie Microbienne a été écrit spécialement pour eux afin qu'ils aient sous la main un manuel moins technique, moins chargé d'érudition et de théories, plus expérimental en un mot que la plupart des ouvrages de biologie et de microbiologie analogues.

L. BARD
Professeur de clinique médicale à l'Université.

Examens de Laboratoire
employés en Clinique

4ᵉ édition. 1 vol. in-8 de 830 pages avec 162 figures. Broché. **32** fr. **net**
Cartonné. **35** fr. **net**

A. RICHAUD
Professeur agrégé à la Faculté de Médecine de Paris.
Docteur ès sciences.

Thérapeutique et Pharmacologie

5ᵉ édition. 1 vol. de 1016 pages, broché. **27** fr. **net**; *cartonné.* **30** fr. **net**

J. COURMONT
Professeur d'hygiène à la Faculté de Médecine de Lyon.

Précis d'Hygiène ═

2ᵉ édition,
revue par Paul COURMONT, *professeur d'hygiène à la Faculté de Lyon.*
et A. ROCHAIX, *chargé de cours,*
chef des travaux à la Faculté de Médecine de Lyon.

1 vol. de 880 pages avec 227 figures. Broché **32** fr. **net.** *Cartonné* **35** fr. **net**

NOBÉCOURT
Professeur à la Faculté de Médecine de Paris.

Médecine des Enfants ═
4ᵉ édition
1 vol. de 1024 pages avec figures. Broché. **30** fr. **net** *Cart.* **34** fr. **net**

V. MORAX

Ophtalmologie ═

3ᵉ édition. 1 vol. avec 450 figures et 4 planches en couleurs.
Broché. . . . **34** fr. **net**; *cartonné . . . . .* **37** fr. **net**

R. GOIFFON

Manuel
de Coprologie Clinique

Préface par le Dʳ J.-Ch. ROUX

1 vol. de 232 pages avec 36 fig. et deux planches en
couleurs. . . . . **12 fr. net**

L. CHEINISSE

Chargé du « Mouvement Thérapeutique » dans la *Presse Médicale*,
Ancien Rédacteur de la *Semaine Médicale*.

L'Année Thérapeutique

ANNÉE 1920

1 vol. de 144 pages. . . . . **6 fr. net**

ANNÉE 1921

1 vol. de 160 pages. . . . . **6 fr. net**

DEBOVE	SALLARD	POUCHET
Doyen honoraire de la Faculté.	Ancien interne des Hôpitaux.	Prof. de Pharmacologie de Médecine

Aide-Mémoire de
Thérapeutique

2ᵉ édition. 1 vol. in-8 de 912 pages. Cartonné. . . . . . . **22 fr. net**

Précis de
Technique Opératoire

PAR LES PROSECTEURS DE LA FACULTÉ DE MÉDECINE DE PARIS

Pratique courante et Chirurgie d'urgence, par V. VEAU. 6ᵉ *édit.*, 331 *fig.* — *Broché* **6** *fr. Cartonné* **7** *fr.* **50**

Tête et cou, par CH. LENORMANT. 5ᵉ *édition*, 247 *fig.* — *Br.* **6** *fr.* *Cartonné* **7** *fr.* **50**

Thorax et membre supérieur, par A. SCHWARTZ. 4ᵉ *édition*, 199 *fig.* — *Broché* **6** *fr. Cartonné* **7** *fr.* **50**

Abdomen, par M. GUIBÉ. 5ᵉ *édition*, 242 *fig.* — *Br.* **10** *fr. Cartonné* **12** *fr.* **50**

Appareil urinaire et appareil génit. de l'homme, par P. DUVAL. 5ᵉ *édit.*, 234 *fig.* — *Broché* **6** *fr. Cartonné* **7** *fr.* **50**

NOUVELLE SÉRIE

Appareil génital de la femme, par R. PROUST. 5ᵉ *édition*, revisée par le Dʳ CHARRIER, prosecteur à la Faculté de Médecine de Paris. — *Broché* **10** *fr. Cartonné* **12** *fr.*

Membre inférieur, par GEORGES LABEY et LEVEUF. 5ᵉ *édition* entièrement refondue. (*pour paraître en mars* 1922.)

Tb. TUFFIER
Professeur agrégé
à la Faculté de Médecine de Paris.

P. DESFOSSES
Chirurgien
de l'hôpital Britannique à Paris.

Petite Chirurgie pratique

6ᵉ *édition revue et augmentée. 1 vol. de 732 pages avec 425 figures dans le texte.* . . . . **32 fr. net**

V. WALLICH
Professeur agrégé à la Faculté de Paris.

Eléments d'Obstétrique

4ᵉ édition refondue, 1 volume de 709 pages avec 180 figures dans le texte. . . . . **26 fr. net**

A. RIBEMONT-DESSAIGNES
Professeur à la Faculté de Paris.

G. LEPAGE
Professeur agr. à la Faculté de Paris.

Traité d'Obstétrique

8ᵉ édition. 1574 pages avec 587 figures. Relié toile. . . **40 fr. net**
Relié en deux volumes. . . . **44 fr.**

COUVELAIRE
Professeur de Clinique obstétricale à la Faculté de Paris.

Chirurgie utérine
obstétricale

1 vol. in-4 de 224 pages avec 44 planches hors texte, cart. **36 fr. net**

Auguste BROCA
Professeur à la Faculté de Médecine de Paris.

Chirurgie de Guerre
et d'après Guerre

1 volume de 480 pages avec 545 figures dans le texte. . . **25 fr. net**

Dr ARCELIN

Chef de service de Radiologie à l'Hôpital Saint-Joseph
et à l'Hôpital Saint-Luc.

L'Exploration radiologique
des Voies Urinaires

1 *vol. gr. in-8 de* 175 *pages avec fig. et 6 planches hors texte*.. **8 fr. net**

F. JAUGEAS

Assistant de radiothérapie à l'Hôpital Saint-Antoine.

Précis de
Radiodiagnostic

Deuxième édition revue et augmentée

1 *vol. de* 550 *pages,* 220 *figures et* 63 *planches hors texte*... **24 fr. net**

H. PILON

Le Tube Coolidge

Ses Applications scientifiques médicales et industrielles

1 *volume in-8 de* 86 *pages avec* 58 *figures dans le texte*. . **4 fr. 50 net**

Robert **HENRY**   André **DEMONCHY**

Manuel
d'Urétroscopie

Préface du Dr Marion

Professeur agrégé à la Faculté. Chirurgien de l'hôpital Lariboisière.

1 *vol. de* 116 *pages avec* 56 *figures dans le texte et* 30 *figures*
hors texte en couleurs . . . . **25 fr. net**

---

(47)

87.596. — IMP. LAHURE.